MOACYR SCLIAR

A PAIXÃO TRANSFORMADA

História da medicina na literatura

3ª reimpressão

COMPANHIA DAS LETRAS

Capa e projeto gráfico:
Ettore Bottini

Preparação:
Carlos Alberto Inada

Índice remissivo:
Maria Claudia Carvalho Mattos

Revisão:
Ana Maria Barbosa
Rosemary Cataldi Machado

Dados Internacionais de Catalogação na Publicação (CIP)
(Câmara Brasileira do Livro, SP, Brasil)

Scliar, Moacyr, 1937-
A paixão transformada : história da medicina na literatura / Moacyr Scliar. — São Paulo : Companhia das Letras, 1996.

Bibliografia.
ISBN 85-7164-560-4

1. Medicina – História 2. Medicina na literatura I. Título.

96-2477 CDD-809.93356

Índice para catálogo sistemático:
1. Medicina na literatura : História e crítica 809.93356

2001

EDITORA SCHWARCZ LTDA.
Rua Bandeira Paulista, 702, cj. 32
04532-002 — São Paulo — SP
Telefone: (11) 3846-0801
Fax: (11) 3846-0814
www.companhiadasletras.com.br

SUMÁRIO

INTRODUÇÃO

A doença nasce em silêncio. Seja pela ação de germes, ou substâncias nocivas, ou por processos endógenos, sutis alterações processam-se nas células: é a enfermidade em marcha. Quietamente, imperceptivelmente, implacavelmente.

Em algum momento, algo acontecerá, a chamar a atenção da pessoa: uma febre, uma dor, falta de ar, palpitação, hemorragia. A consciência da anormalidade desperta a angústia, e a angústia se expressará em palavras. Mais cedo ou mais tarde um médico as ouvirá. E também ele traduzirá aquilo que ouviu, aquilo que constatou, aquilo que pensa, em palavras. Palavras dirigidas ao paciente, aos familiares, a outros médicos, a estudantes de medicina, ao público. Pessoas falarão da doença, pois não há como não falar nessa experiência que todos partilhamos. Freqüentemente as palavras serão postas no papel: a história clínica, o artigo científico, o ensaio, a ficção.

A história da medicina é uma história de vozes. As vozes misteriosas do corpo: o sopro, o sibilo, o borborigmo, a crepitação, o estridor. As vozes inarticuladas do paciente: o gemido, o grito, o estertor. As vozes articuladas do paciente: a queixa, o relato da doença, as perguntas inquietas. A voz articulada do médico: a anamnese, o diagnóstico, o prognóstico. Vozes que falam da doença, vozes calmas, vozes ansiosas, vozes curiosas, vozes sábias, vozes resignadas, vozes revoltadas. Vozes que se querem perpetuar: palavras escritas em argila, em pergaminho, em papel; no prontuário, na revista, no livro, na tela do computador. Vozerio, corrente ininterrupta de vozes que flui desde tempos imemoriais, e que continuará fluindo.

É da palavra escrita que se trata aqui. Os médicos escrevem. É natural que os médicos escrevam. Como muitos outros profissionais, habitam o universo da palavra escrita; sempre buscaram conhecimento em textos clássicos (a *Anatomia* de Testut, a *Medicina interna* de Harrison, a *Medicina preventiva* de Maxcy-Rosenau) e até pensam, seguindo o aforismo do grande clínico William Osler, no paciente como "um texto". Um texto às vezes fácil ("Este caso é de livro", dirá o professor de medicina a seus alunos, o médico a seus colegas), às vezes difícil. A dificuldade reside, em primeiro lugar, no fato de que a medicina não é uma ciência, no sentido em que a física é ciência, a química é ciência. Trabalha com uma margem de incerteza que não é habitual nas ciências. O escritor Somerset Maugham, que estudou medicina, lembra que seu professor de anatomia lhe pediu que procurasse certo nervo no cadáver. Maugham não o encontrou, porque não estava no lugar habitual. Comentário do professor: "Em anatomia, o normal é a exceção". Em anatomia, e em fisiologia, e em clínica. O normal, em medicina, é um evento estatístico. Como diziam os antigos clínicos franceses: "*Dans la médecine, comme dans l'amour, ni jamais, ni toujours*".

A comparação da medicina com o amor é muito pertinente. Porque a relação médico-paciente é inevitavelmente colorida pela emoção. Pela angústia, muitas vezes. O que eu tenho, doutor? (Uma questão que corresponde àquela outra, não formulada, do médico: Mas o que tem esse homem?)

O texto médico, porém, quer prescindir da emoção. Para isso, começa com um processo de tradução: as queixas do paciente são vertidas para uma linguagem simples, neutra. A mesma linguagem que se encontrará nos artigos das revistas médicas. Aí nunca haverá pontos de exclamação, nem reticências, raramente um ponto de interrogação; não há indignação, não há espanto, não há terror, não há incredulidade. Eventualmente, porém, esse tipo de texto já não é suficiente para traduzir, para conter a ansiedade — ansiedade médica, ansiedade humana — diante da doença, do sofrimento, da morte. E então o médico recorrerá à ficção, à poesia. Às vezes sem o saber, ou fingindo não saber: quando Paracelso descreve a criação do homúnculo a partir do esperma incubado está, pretensamente, descrevendo um evento científico, mas em realidade está inventando.

* * *

Médicos-escritores. Não é difícil citar vários exemplos: Rabelais, Tchekhov, Conan Doyle, William C. Williams, Somerset Maugham, Céline, Jorge de Lima, Miguel Torga, Peregrino Júnior, Pedro Nava, Guimarães Rosa, Dyonelio Machado, Cyro Martins, Lobo Antunes. Mas é possível estabelecer uma relação precisa, uma associação causal, por assim dizer, entre medicina e literatura? Para isso seria preciso um estudo mais aprofundado da questão, uma epidemiologia da literatura. Seria preciso comparar a incidência da produção literária nas várias profissões eventualmente exercidas pelos escritores, quando (exceção) não se dedicam unicamente à literatura. Isso nos permitiria estabelecer uma correlação numérica que talvez eliminasse o acaso, mas ainda assim não nos daria uma explicação final, porque não sabemos, em realidade, o que leva uma pessoa a escrever (e sabemos muito pouco do que leva uma pessoa à medicina). De qualquer forma, não são poucos aqueles que tentaram, unindo medicina e literatura, superar a barreira entre as duas culturas, a humanística e a científica, de que falou C. P. Snow (1905-1980) numa conferência famosa.

Certamente houve épocas em que a associação entre medicina e literatura era mais íntima; na Europa do século passado, os médicos recebiam uma educação ampla, liam textos literários, eram músicos e pintores amadores. Na Inglaterra vitoriana não era raro que os doutores fossem prolíficos escritores de ensaios, de biografias, de ficção. A situação mudou por várias razões: em primeiro lugar, o médico perdeu a posição aristocrática que muitas vezes o caracterizava no passado. Depois, a medicina foi adquirindo um caráter cada vez mais técnico, pouco compatível com a expressão humanista.

De outra parte, a doença e a medicina são temas freqüentemente abordados por escritores. Isso aconteceu sobretudo a partir da Renascença, quando a posição do médico ficou mais institucionalizada. A institucionalização não se expressava necessariamente em reverência; Montaigne e Molière, Flaubert, Tolstoi, Shaw recusaram-se a endossar a idéia do médico como sacerdote. E, ao fazê-lo, humanizaram a profissão e ensinaram aos próprios médicos uma lição de humildade.

As grandes obras literárias, além de representarem um mergulho na condição humana, situam enfermidade e medicina em seu contexto histórico. O surgimento da sífilis na Europa é marcado pelo poema de Fracastoro; Defoe descreveu os terrores da peste; *A montanha mágica*, de Thomas Mann, e o poema "Pneumotórax", de Bandeira, mostram a dramaticidade da tuberculose na era pré-quimioterapia; poucos textos ilustram de forma tão pungente a situação do doente grave quanto *A morte de Ivan Ilich*, de Tolstoi. Como o burguês de Molière que falava prosa francesa sem o suspeitar, os escritores fazem epidemiologia sem saber: as suas prioridades em termos de doença coincidem com as prioridades da sociedade. Mesmo que essas prioridades não sejam claramente expressas. Porque a ficção fala sobre a face oculta da medicina e da doença. E nesse sentido é extremamente reveladora. Como disse William Carlos Williams, médico, escritor, poeta:

> *Novidades em poemas, isso é difícil de obter,*
> *no entanto, homens morrem miseravelmente a cada dia,*
> *pela falta,*
> *do que ali se encontra.*

* * *

Há, sim, afinidades eletivas entre medicina e literatura. Um exemplo é particularmente ilustrativo: o da psicanálise.

É muito significativo que o grande prêmio atribuído a Freud tenha sido o prêmio Goethe (1930), conferido pela cidade de Frankfurt. Como Goethe, Freud procurava uma síntese entre as duas culturas; os textos literários freqüentemente lhe serviam como ponto de partida para a investigação do inconsciente. Ou seja: valorizava a palavra como um instrumento de prospecção e de terapia. Nesse sentido, ocupa uma posição única entre as especialidades médicas (ainda que o próprio Freud relutasse em conectá-la à medicina — justamente por causa de tais peculiaridades). A anestesia, a radiologia, a microbiologia, para dar alguns exemplos, são atividades de poucas, verdade que precisas, palavras. Psicanálise sem palavras é virtualmente impossível. Como é impossível literatura sem palavras. Na palavra, psicanálise e literatura encontram uma interface. Nessa interface há semelhanças, pontos comuns — e diferenças. Os pontos comuns:

— o uso da palavra;
— a utilização da metáfora;
— o problema com a censura.

Quanto às diferenças, se expressam:

— na forma de usar a palavra;
— no objetivo com que a metáfora é utilizada;
— na maneira de enfrentar a censura.

Psicanálise e literatura usam a palavra, sim, mas de forma diferente. Na literatura, a palavra é o instrumento estético por excelência, a forma que valorizará o conteúdo. Na psicanálise, a adequação da palavra é importante, mas a inadequação — o lapso — também, e igualmente o silêncio, o gesto, a entonação que acompanham a palavra.

Psicanálise e literatura têm outro ponto em comum, que as liga à Bíblia, aos mitos, às narrativas fantasiosas: é o uso da metáfora. Para explicar a história natural da neurose, Freud recorreu a uma linguagem metafórica. Não há, no cérebro da pessoa, ou em algum outro lugar de seu corpo, um Ego, um Superego, um Id. Tais metáforas ajudam a desmanchar as metáforas doentias que constituem a neurose.

Um terceiro aspecto comum é o da briga com a censura. Foi observando os jornais russos, cheios de espaços em branco (a tesoura dos censores tzaristas), que Freud se deu conta do mecanismo pelo qual a mente recalca para o inconsciente, isto é, varre para baixo do tapete os conflitos que a incomodam. Mecanismo aliás ineficiente, porque os conflitos retornam sempre, sob a forma de pesadelos, de transtornos somáticos, de sofrimento, enfim. Que a censura à palavra escrita também não adianta, a polícia tzarista descobriu em 1917 (e as autoridades soviéticas, que não aprenderam a lição, só muitas décadas depois). Livros proibidos — os de James Joyce e D. H. Lawrence — tornaram-se clássicos. A literatura ajudou a trazer tensões inconscientes da humanidade para o consciente das pessoas.

* * *

O presente trabalho é basicamente uma coleção de textos comentados. São textos que, de uma forma ou outra, marcaram a evolução da medicina e da luta do ser humano contra a doença. É uma história que aqui vai contada; a disposição, portanto, é cronológica, não temática. Também não se fez uma separação entre textos médicos e textos não médicos, ou literários. Em termos de testemunho, freqüentemente se equivalem.

É uma longa história, esta; portanto, as lacunas são inevitáveis, mesmo porque o critério de seleção foi estritamente pessoal. Muitos outros textos poderiam estar aqui presentes. Confiamos, porém, que esta coletânea seja significativa — e que os textos que se seguem falem aos corações e às mentes dos leitores, como a tantos corações e mentes falaram no passado.

E que falem do processo pelo qual, como diz Thomas Mann, a doença se manifesta como paixão transformada.

M. S.

A MEDICINA EM TEXTO

Não há texto registrando o nascimento da medicina. A necessidade de tratar a doença antecede em muito o aparecimento da escrita. Nada sabemos, portanto, da experiência daqueles que primeiro enfrentaram a enfermidade, o sofrimento, a morte.

Quem eram? Os nomes que atualmente os designam variam: feiticeiro, xamã, pajé. Variados são também seus rituais, suas preces. Mas a função é sempre a mesma, desde a mais remota antiguidade até os dias atuais: exorcizar os maus espíritos que causaram a enfermidade, mobilizar os bons espíritos que trazem a cura. A doença é uma manifestação do sobrenatural. Tratar a doença é penetrar num mundo sombrio e desconhecido.

Daí o respeito de que gozam o feiticeiro, o xamã, o pajé. Em geral, vivem afastados da tribo, do grupo, da comunidade. Sua simples presença é capaz de infundir terror; têm poder de vida e morte. O índio amaldiçoado pelo pajé, conta frei Vicente do Salvador em sua História do Brasil, *"lança-se na rede sem querer comer e de pasmo se deixa morrer sem haver quem lhe meta na cabeça que pode escapar". Um fenômeno similar ao da morte vudu, observada no Caribe, na África, na Austrália, e estudado por Walter Cannon, o criador do conceito de homeostase, equilíbrio interno do organismo. Segundo Cannon, a morte se deve a um estímulo exagerado do sistema nervoso simpático, que ordena ao indivíduo "lutar ou fugir"* (fight or flight) *quando ele está paralisado por uma injunção de natureza psicológica e cul-*

tural. Para outros, a morte ocorreria em situação de doença cardiovascular preexistente.

O pasmo, ou susto, é uma situação em que o indivíduo acredita ter perdido a alma como um castigo de espíritos guardiães da natureza; há perda do apetite e do sono, extrema apatia e depressão, não raro terminando em suicídio. Essa situação pode também ser causada por mau-olhado; ou então é algo — uma farpa de madeira, um fragmento de osso, um inseto — que, portando ou não o espírito maligno, penetra no organismo: a minúscula gravidez de uma doença. Ou então o próprio espírito do mal pode se apossar da pessoa.

Chamado, o feiticeiro prepara-se para efetuar a cura: isola-se, jejua. Dirige-se à casa do enfermo e lá procede ao ritual. Primeiro palpa o corpo do enfermo, massageia-o — e aí tenta afugentar o mau espírito: assusta-o, fazendo caretas ou colocando máscara; entoa preces; defuma o doente com a fumaça de um charuto; finalmente, prescreve ervas para uso interno ou externo.

Algumas das medidas obedeciam, e obedecem, a uma certa racionalidade. A trepanação, por exemplo, cujos vestígios são encontrados em crânios pré-históricos, talvez diminuísse a hipertensão endocraniana resultado de traumatismo. William Withering (1741-1799) aprendeu com uma curandeira a usar a digital no tratamento da hidropisia, o edema generalizado. Mas trata-se de um caso excepcional. Médicos e autoridades sempre viram com desconfiança o curandeirismo e a medicina tradicional; num poema de 1560 o padre José de Anchieta celebra o fim da influência do pajé sobre o índio convertido ao cristianismo:

> Já não ousas agora servir-te de teus artifícios,
> perverso feiticeiro, entre povos que seguem
> a doutrina de Cristo: já não podes com mãos mentirosas
> esfregar membros doentes, nem, com lábios imundos,
> chupar as partes do corpo que os frios terríveis
> enregelaram, nem as vísceras que ardem de febre,
> nem as lentas podagras nem os baços inchados.
> Já não enganarás com tuas artes os pobres enfermos,
> que muito creram, coitados!, nas mentiras do inferno.
> Não mais mostrarás ao doente palhas e fios compridos

astuciosamente enrolados, nem tua boca enganosa lhe dirá: "Vês que doença te tirei com meus lábios do corpo enfraquecido? Confia! Gozarás já em breve da desejada saúde que te deu minha destra".
Jaz por terra o velho engano; guarda ao rebanho agora a matilha de Deus, cujos latidos afastam lobos raivosos e traiçoeiros. Se te prender algum dia a mão dos guardas, gemerás em vingadora fogueira.

A PAIXÃO TRANSFORMADA

O coração é o rei, os pulmões, os ministros, o fígado, o general, a vesícula, a justiça.

Essa pitoresca descrição da hierarquia orgânica está no *Nei-ching,* ou *Nei-tsing,* um tratado médico atribuído ao imperador chinês Huang-ti (2698-2598 a. C.). A medicina chinesa, como a egípcia, é das mais antigas. De acordo com os princípios taoístas, e usando analogias, como se viu acima, tinha como objetivo o equilíbrio entre o yin (o princípio feminino, passivo, negativo, correspondente à Lua, à terra, à escuridão, à delicadeza, ao úmido, ao frio e ao lado direito) e o yang (o princípio masculino, ativo, positivo, correspondendo ao Sol, ao céu, à luz, ao poder, ao seco, ao quente e ao lado esquerdo). Dessa forma, mantinha-se a saúde e curava-se a doença.

Como o estudo de cadáveres era proibido, os chineses não tinham um conhecimento preciso da anatomia. O *Nei-ching,* porém, faz uma descrição da circulação: "O sangue está sob controle do coração. Flui continuamente e nunca pára, como a corrente de um rio, ou o Sol em seu curso". O exame do pulso era muito valorizado; por ele, o médico poderia detectar perturbações na harmonia orgânica.

Os chineses usavam numerosos produtos no tratamento das enfermidades: o ópio como narcótico, o caulim para a diarréia, o óleo de chaulmugra para a lepra. Foram os primeiros a introduzir a variolização; para isso, pulverizavam as crostas da pele de doentes, introduzindo-as nas narinas da pessoa a ser protegida (narina esquerda para o sexo masculino, narina direita para o sexo feminino). Alguns tipos de cirurgia eram praticados. Mas o que tornou a medicina chinesa famosa foi, sem dúvida, a acupuntura. Agulhas de ouro, prata e ferro eram inseridas nos cerca de 365 pontos vitais da superfície corporal. A idéia era remover obstruções existentes nos canais por onde fluíam o ar e o sangue. Outro método de tratamento é a moxibustão, em que mechas de algodão acesas são aplicadas à pele para cauterizá-la.

Durante milênios, os chineses permaneceram fiéis a essa tradição médica. A medicina ocidental não entrou no país senão no século XIX. De outra parte, a acupuntura ganhou popularidade no Ocidente a partir de 1930, como um método de tratamento para problemas ósseos e musculares, entre outros.

Os chineses foram também pioneiros em medicina legal. O *Hsi yuan lu*, um tratado elaborado por volta de 1240 a. C., instruía sobre o exame *post-mortem*, estabelecendo critérios distintivos entre homicídio e suicídio. Também listava antídotos para venenos e dava orientações acerca de respiração artificial.

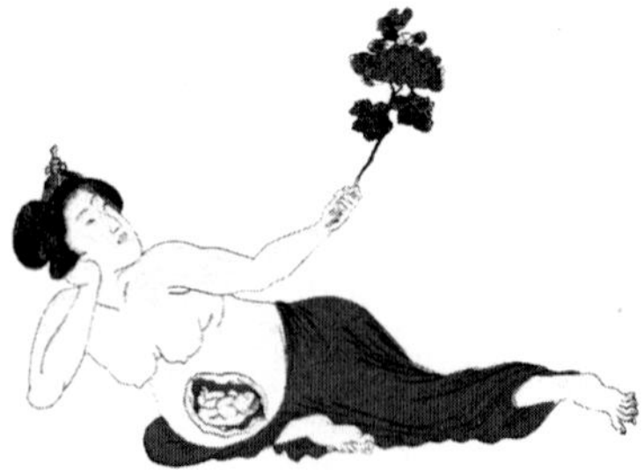

Pelo sentido da audição podemos dizer se o conteúdo de um abscesso é espumoso e aerado; pelo sentido do tato podemos dizer se a pele está quente ou fria, se é lisa ou áspera, fina ou espessa; pelo sentido da visão podemos avaliar se o paciente está emaciado ou se é corpulento; pelo sentido do gosto podemos dizer se a urina do paciente é doce; pelo sentido do olfato podemos reconhecer os odores peculiares a muitas doenças.

Susruta, o autor do texto acima, foi, junto com Charaka, uma das figuras exponenciais do "período clássico" da medicina hindu, que se segue ao período védico, quando tribos árias invadiram o Punjab (entre 2000 e 1500 a. C.). Nessa época foram escritos os livros de Veda (conhecimento). Destes, o que dizia respeito à medicina era o Ayurveda (Veda da longa vida). O período védico vai até o final do século VI a. C., quando importantes movimentos — o budismo, sobretudo — têm início. Chega então ao auge o desenvolvimento da medicina clássica hindu. Duas importantes obras médicas datam dessa fase: o *Charaka Samhita*, dividido em oito volumes, é um diálogo entre mestre e discípulo; e o *Susruta Samhita*, dividido em seis volumes, que se ocupa mais de cirurgia.

Como é freqüente nos textos médicos antigos, as observações referentes a diagnóstico e tratamento alternam-se com recomendações éticas e religiosas. Susruta diz que o doutor deve se apresentar de maneira a assemelhar-se ao deus Dhavantari, patrono da medicina: "vestindo roupas limpas, barbeado, com unhas aparadas, exibindo um ar benevolente e tratando a todos com gentileza".

A medicina hindu representa uma combinação de práticas racionais com outras de natureza mística. O diabete, como se viu, era diagnosticado pelo sabor adocicado da urina; fezes, vômitos, escarro eram examinados com atenção. O pulso era classificado de acordo com um elaborado sistema. Ao mesmo tempo, contudo, o médico tinha de estar atento aos sinais de bom ou mau presságio fornecidos pela natureza, tais como o vôo dos pássaros.

A farmacopéia era grande; Susruta listava cerca de setecentos remédios vegetais. A *Rawolfia serpentina* era utilizada, por causa de seus efeitos calmantes, para cefaléia e ansiedade; dela veio a extrair-se, no Ocidente, um dos primeiros anti-hipertensivos. Por razões óbvias, os médicos hindus eram hábeis no tratamento de acidentes ofídicos; usavam para isso torniquete e incisões, juntamente com preces rituais.

Como o corte do nariz era um castigo penal comum, os cirurgiões hindus desenvolveram técnicas de reconstrução do apêndice nasal, bem como de lóbulos de orelha rasgados por acidentes com brincos. Igualmente praticavam cesáreas, amputações, cirurgia da catarata. Os hindus tinham também locais para abrigo dos doentes.

Uma preocupação constante eram as epidemias: malária, cólera, varíola. Os textos recomendavam abandonar áreas onde grassavam tais doenças, bem como cuidar com alimentos e água. Como os chineses, os hindus conheciam a técnica da variolização, que consistia em inocular pessoas com o líquido extraído da pústula de um varioloso, para prevenir a eclosão da doença em toda a sua gravidade.

Não faltavam aos textos hindus observações irônicas — "O carroceiro anseia por madeira por transportar, o médico por doenças para tratar" — e poéticas: "O período menstrual é o mais fértil, porque então a boca do útero se abre, como o lírio aquático aos raios do sol".

Se um médico abriu um tumor ou tratou com faca uma ferida grave ou curou um olho doente ele receberá dez siclos de prata se o paciente for um homem livre, cinco siclos se for um descendente de plebeus, dois siclos se for um escravo. Se um médico abriu um tumor ou tratou com faca uma ferida grave, e isso causou a morte da pessoa; se o médico fez o paciente perder o olho, então suas mãos serão cortadas, se se tratar de um homem livre. Se se tratar do escravo de um plebeu, ele deverá fornecer outro escravo.

Trechos do código de Hamurabi, escrito na Mesopotâmia por volta de 1700 a. C. Várias civilizações desenvolveram-se na região entre o Tigre e o Eufrates, e muitas delas chegaram a um alto grau de sofisticação em termos de arquitetura e arte. Ali surgiram conceitos básicos de matemática; ali foram feitas importantes colaborações à astronomia e à metalurgia. Em termos de saúde e doença, contudo, esses povos compartilhavam a crença geral do mundo antigo, segundo a qual a enfermidade era um castigo imposto pelos deuses aos pecadores. Demônios encarregavam-se de proporcionar males específicos: Nergal trazia a febre, Namtaru, dor de garganta, Tiu, dor de cabeça. Havia divindades da cura, Ningishzida, cujo símbolo era uma cobra de duas cabeças — a serpente viria a se tornar depois o emblema da medicina.

Os médicos da Mesopotâmia recorriam aos métodos divinatórios para descobrir o pecado cometido pelo doente; para isso, inspecionavam as entranhas de animais abatidos para apaziguar os deuses. Os médicos se dividiam em três categorias; o *baru* encarregava-se dos procedimentos divinatórios, o *ashipu* realizava o exorcismo e o *asu* fazia as curas propriamente ditas, nas quais, além de preces e rituais, várias substâncias eram usadas. O código de Hamurabi mostra que vários tipos de operações eram feitas. Que o resultado nem sempre era satisfatório, mostram as punições prescritas para o caso de fracasso. Cortar as mãos é uma pena até hoje utilizada no Oriente Médio (para ladrões); no caso, destinava-se obviamente a evitar que um doutor desastrado repetisse o erro. Mas o pagamento também era compensador, quando se considera que um artesão ganhava um décimo de siclos por dia, segundo os documentos da época.

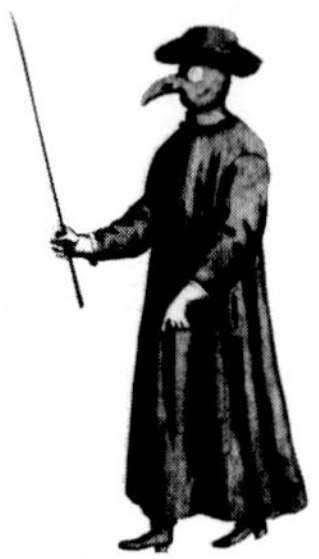

O Senhor falou a Moisés e Aarão dizendo: quando alguém tiver na pele algum tumor, pústula ou erupção da pele com aparência de lepra, será levado ao sacerdote Aarão ou a um de seus filhos sacerdotes.

Este é o começo do capítulo 13 do Levítico, dedicado inteiramente ao diagnóstico da lepra (o capítulo que se segue trata da purificação do leproso). A doença parece ter sido freqüente na Antiguidade, mas — e talvez por causa disso — o rótulo pode ter incluído vários outros problemas de pele. Além disso, havia o estigma; o contágio com enfermidades da pele muitas vezes envolve o contato íntimo, com todas as implicações possíveis. Daí o importante papel conferido ao sacerdote. À época de Moisés não existia ainda o Templo de Jerusalém; mas, na construção deste, foi previsto um lugar especial para o exame de suspeitos.

A doença é a maneira pela qual Deus castiga os pecadores e os inimigos do Povo Eleito: "Se não guardares e não cumprires as palavras da Lei e se não tiveres temor ao nome glorioso e terrível do Senhor teu Deus, Ele te castigará, e a teus filhos, com a praga" (Deuteronômio, 28:58-9). As pragas do Egito incluem tumores e peste; com a peste são também castigados os filisteus. Por outro lado, há na Bíblia minuciosas prescrições referentes à higiene corporal, ao uso de roupas e alimentos. Os objetivos dessas medidas nem sempre são claros; estaria a proibição da carne de porco ligada ao problema da triquinose? O antropólogo Marvin Harris prefere uma explicação ecológica: a criação de porcos não seria conveniente para um povo nômade, vivendo numa região quente e seca (imprópria, portanto, para um animal que tolera mal a falta de umidade). Além disso, e em contraste com os bovinos, caprinos e ovinos, o porco fornece um único produto, a carne; um luxo, portanto, uma tentação que a Bíblia erradica tornando-a pecado.

Há uma discussão similar em relação à circuncisão, que aliás não é prática exclusivamente judaica — muitos povos a adotam. Sob que fundamento? Trabalhos recentes mostram que a circuncisão poderia proteger contra o câncer de pênis e doenças sexualmente transmissíveis; e, seguramente, evita a fimose. A antropóloga Mary Douglas, porém, acha que a circuncisão é apenas um ritual de purificação.

De qualquer maneira, observa Jayme Landmann em *Judaísmo e medicina,* medidas preventivas predominam sobre remédios e tratamentos. Os relatos de cura são raros. Às vezes são surpreendentes, como é o caso da depressão do rei Saul, que melhorava quando Davi tocava harpa para ele — uma forma de musicoterapia *avant la lettre.* Mas não há, no relato bíblico, médicos de prestígio; ao contrário, Jó — a quem Deus resolve testar com "chagas malignas desde a planta dos pés até o alto da cabeça" — prefere falar com o Senhor a falar com "charlatães". A cura é um mandato divino. Uma idéia que antecipa, de certa forma, o prestígio que a medicina viria a ter mais tarde na vida judaica.

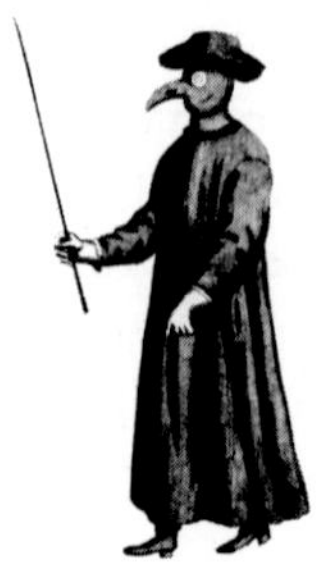

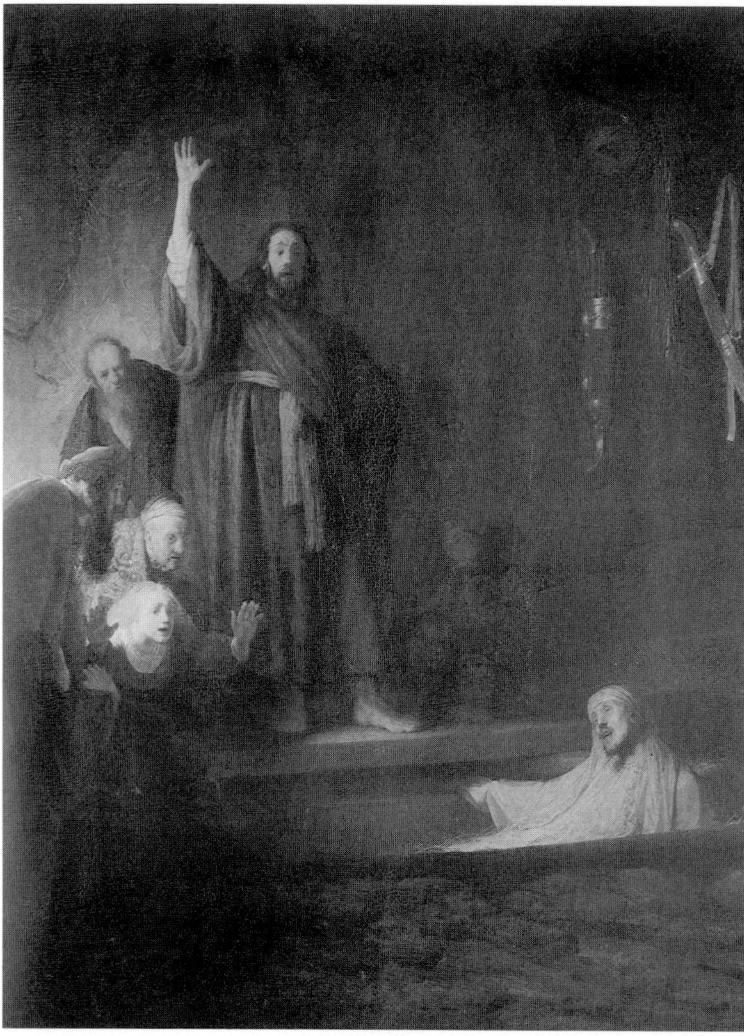

E eis que se aproximou um leproso, prostrou-se diante dele e disse: Senhor, se quiseres, podes me tornar limpo. Jesus, estendendo a mão, tocou-o, dizendo: quero, fica limpo. No mesmo instante o homem ficou livre da lepra.

Ao longo do Novo Testamento a figura de Jesus vai se modificando: temos primeiro o bebê que nasce na manjedoura, o menino que assombra os anciãos no templo. Depois o pregador que arrebata multidões, o líder irado que verbera a injustiça — e, como mostra a passagem acima (Mateus, 8:2-3), o taumaturgo que realiza curas milagrosas, restabelecendo a visão dos cegos, a fala dos mudos, a marcha dos aleijados; exorcizando demônios e devolvendo a vida a Lázaro. O instrumento de cura é, na maioria das vezes, o toque das mãos; sempre, porém, fica claro que a fé é essencial. Tudo isso em contraste com o Antigo Testamento, onde doenças são muito freqüentes — como castigo — e as curas, milagrosas ou não, raras. O Antigo Testamento é o domínio da saúde pública, na forma de regras de higiene pessoal e ambiental; o Novo Testamento introduz a medicina curativa, individual.

O cristianismo seguiu esta tradição. Numerosos santos (em vida ou depois dela) celebrizaram-se pelas curas milagrosas. Os primeiros a serem invocados nesse sentido foram Cosme e Damião; ambos tratavam doentes visando ganhá-los para a fé. Martirizados em 278, continuaram a ser invocados; num famoso milagre, apareceram para substituir a perna gangrenada de um sacristão por uma outra sã. Os relatos de milagres similares multiplicam-se na Idade Média: um cego recupera a visão na capela de São Magno, um mudo volta a falar no santuário de Santo Antônio, um débil mental recupera a inteligência tocando as relíquias de santo Atanásio. A possibilidade de milagres torna desnecessário o desenvolvimento da medicina e até mesmo medidas de higiene: "Tua pele torna-se áspera pela falta de banho? Quem lavou-se no sangue de Cristo não precisa se lavar mais" (são Jerônimo). *Aqua medicinalis* é como Tertuliano denomina o batismo.

Por outro lado, a Igreja assumiu a tarefa de cuidar dos enfermos. Os hospitais surgiram como instituições cristãs. O primeiro deles foi fundado em Roma por volta do ano 400 por Fabíola, uma conversa de origem nobre. Na França, o nome genérico para tais instituições era Hôtel-Dieu. O primeiro foi o de Lyon, que data de 542; o mais famoso, o de Paris, fundado no século VII por são Landry, bispo da cidade, e que chegou a ter 1200 leitos, dos quais seiscentos individuais — nos outros, ficavam de três a cinco pacientes por leito. As seis camas destinadas a crianças, verdade que largas, recebiam duzentos pequenos pacientes.

Os hospitais eram administrados por ordens religiosas. A medicina grega refugiou-se nos mosteiros, onde eram também traduzidas as obras de médicos árabes e judeus. Os monges tratavam de doentes; seu principal objetivo era a prática da caridade. A visão religiosa da enfermidade como provação ou pecado continuava predominando: os leprosos, por exemplo, eram — como na Antiguidade bíblica — excluídos da sociedade. Tinham de usar uma matraca que anunciasse sua presença, para que os sãos pudessem deles se afastar.

O progresso médico fica estagnado. Não é possível estudar a anatomia, porque é vedado tocar o corpo morto; e também é proibida a prática cirúrgica, porque *Ecclesia abhorret a sanguine*, a Igreja tem horror ao sangue. Como nos tempos de Jesus, a fé continua sendo o grande instrumento de cura.

A vida é curta, a Arte é longa, a ocasião fugidia, a experiência enganadora, o julgamento difícil.

Este é o primeiro dos aforismos de Hipócrates, o Pai da Medicina, de quem, apesar da fama, pouco se sabe. Nasceu por volta de 460 a. C., na ilha grega de Cós, próximo à Ásia Menor, e faleceu — data também aproximada — em 377 a. C. Teria aprendido medicina com seu pai; o exercício da profissão levou-o a viajar extensamente pelas cidades gregas. Há dúvidas também sobre a autoria dos escritos a ele atribuídos, redigidos em grande parte sob a forma de sentenças conceituais breves, os aforismos.

A época em que viveu foi de grande efervescência intelectual na Grécia, Péricles, Ésquilo, Eurípides, Sófocles e Aristófanes estando entre seus contemporâneos. Não é de admirar, portanto, que o primeiro de seus aforismos, acima, seja uma reflexão filosófica sobre o exercício da medicina como arte. É uma constatação melancólica mas muito realista, sobretudo no que se refere à dificuldade de julgamento — particularmente problemático numa época em que o diagnóstico dependia exclusivamente da capacidade de observação do médico e na qual os recursos terapêuticos eram ínfimos. Mas, tendo feito sua sóbria advertência,

Hipócrates não perde mais tempo e passa às questões práticas. "Se, nos desarranjos intestinais e nos vômitos espontâneos", diz o segundo aforismo, "o que deve ser evacuado é evacuado, eles são úteis, e os doentes os suportam facilmente; se não, sucede o contrário." A anamnese, ou história clínica, era completada com o exame do paciente: a sucussão hipocrática, por exemplo, consistia em sacudir o paciente (da mesma maneira como se sacode uma garrafa) para reconhecer a presença de líquido no tórax. A preocupação maior do médico era estabelecer o prognóstico, o desenlace da crise, momento em que a evolução da enfermidade se decide. Daí a importância de reconhecer, até mesmo na expressão do doente, os sinais premonitórios da morte — a fácies hipocrática.

Em termos de tratamento, o importante era obter o equilíbrio entre os quatro humores, sangue, flegma, bile amarela e bile negra, correspondentes aos quatro temperamentos, sanguíneo, flegmático, colérico e melancólico, e aos quatro elementos, ar, água, fogo e terra. A caracterização de humores e elementos é feita pela combinação de quatro atributos, quente, frio, seco, úmido. Como o ar, o sangue é quente e úmido; como a água, a flegma é fria e úmida; como o fogo, a bile amarela é quente e seca; como a terra, a bile negra é fria e seca. Os temperamentos condicionam o modo de ser do indivíduo (seu *humour*, na expressão inglesa). A doença resulta do desequilíbrio humoral, que é restabelecido ajudando-se a natureza: o calor interno, gerado pelo coração, fará a cocção dos humores crus. Os meios que para isso usam os médicos hipocráticos são a sangria, a purga e a dieta. Com todas essas limitações, a medicina hipocrática foi a primeira que adquiriu a conotação de ciência.

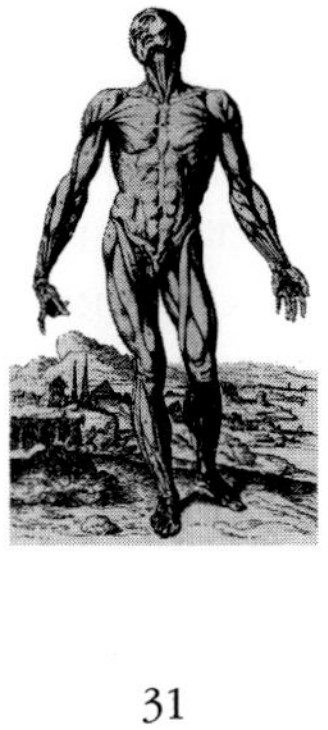

A doença chamada sagrada não é, em minha opinião, mais divina ou mais sagrada que qualquer outra doença, mas, ao contrário, tem características específicas e uma causa definida. Entretanto, como é diferente de outras enfermidades, tem sido encarada como manifestação divina por aqueles que, não passando de seres humanos, vêem-na com espanto e ignorância. A teoria da origem divina resulta da dificuldade de entender a doença; mas a cura, que consiste de purificação ritual e encantamentos, é evidentemente simplória. Se aspectos notáveis de uma doença fossem evidência de ação divina, haveria muitas outras enfermidades sagradas.

A epilepsia, a doença à qual Hipócrates se refere neste texto, era considerada pelos gregos e romanos uma enfermidade sagrada (*morbus sacer*), o que estava bem de acordo com a visão religiosa do fenômeno saúde-doença. Havia um deus tutelar da medicina, Asclépio ou Esculápio, e duas deusas, Panacéia, a divindade da cura, e Higiéia, da saúde. Esta última era uma manifestação de Atena, a deusa da razão; significando, obviamente, que a manutenção da saúde dependia de medidas racionais.

Essa racionalidade Hipócrates ampliará, chegando a uma ruptura com o pensamento mágico-religioso. Para ele, a doença está ligada à realidade, ao cotidiano do indivíduo. Essa concepção fica evidente no texto conhecido como *Ares, águas, lugares*: "Quem quiser estudar medicina deve estar atento para o seguinte: primeiro, deve considerar o efeito das estações do ano sobre a pessoa. Depois, deve estudar os ventos, quentes e frios, tanto os da região como um todo como os de uma localidade em particular. Por último, o efeito da água sobre a saúde não deve ser esquecido [...] bem como o solo: é ele estéril, seco, ou coberto de vegetação?".

Mais adiante, Hipócrates dá um exemplo: "Suponhamos que estamos numa região abrigada do vento norte, mas exposta a ventos quentes... A água será abundante, mas será água de superfície, quente no verão, fria no inverno. Os habitantes de tal lugar terão muita flegma, e esta, fluindo desde a cabeça, prejudicará os órgãos internos. São pessoas de constituição fraca que não toleram bem comida ou bebida, sendo sujeitas a ressacas. As mulheres são doentias e propensas ao corrimento; muitas são estéreis, não por natureza, mas como resultado de doença. As crianças estão sujeitas a asma e convulsões", e aí Hipócrates aproveita para bater na sua tecla preferida, "...consideradas como manifestações divinas".

O que temos aí é um esboço do conceito ecológico de enfermidade, segundo o qual a doença resulta da interação entre ser humano, agente e meio ambiente. Com os agentes patogênicos Hipócrates obviamente não estava familiarizado, mas a associação que faz entre meio ambiente e patologia, mesmo que não corresponda por inteiro à realidade, é notável.

No lugar dos preceitos religiosos surge a ética. O juramento dos médicos, atribuído a Hipócrates, estabelece regras de conduta para a prática profissional. Começa com uma prudente invocação aos deuses, Apolo, Esculápio, Higiéia, Panacéia e todos os outros — provavelmente destinada a evitar confusão com o clero (afinal, por ter negado os deuses, Sócrates teve de tomar cicuta). Logo em seguida vem o tributo aos mestres ("Dedicarei a meu mestre de medicina respeito igual ao que dedico ao autor de meus dias [...]"), o compromisso com o ensino, visto como obrigação corporativa ("Instruirei com preceitos, lições e demais métodos de ensino meus filhos, os de meu mestre, meus discípulos... e a ninguém mais"). Seguem-se coisas que o médico não deve fazer: não deve dar veneno, mesmo a pedido da pessoa; não deve praticar o aborto nem a cirurgia urológica da talha, que competia a operadores. Finalmente, as atitudes morais: guardar segredo, não seduzir mulheres nem rapazes. Para Hipócrates, quem quisesse se dedicar à medicina deveria ter vocação e uma capacidade ímpar de dedicação ao estudo e ao trabalho.

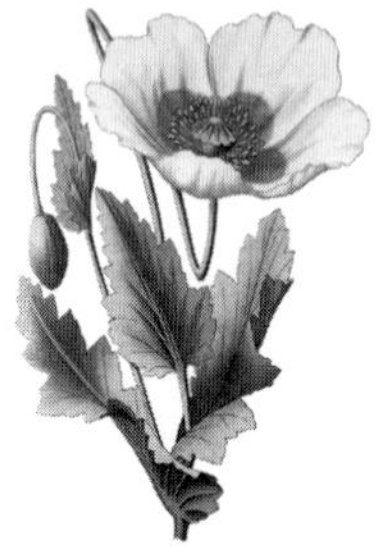

Nada existe de mais poderoso do que o fluxo menstrual. Mulheres menstruadas tornam o leite azedo e as sementes estéreis; enxertos caem, plantas murcham, frutos tombam das árvores. O olhar delas faz o espelho opaco, cega as lâminas, tira o brilho do marfim. As abelhas abandonarão as colméias tocadas por uma mulher menstruada; com seu toque elas tornam o linho preto.

Em sua *História natural*, que compreende 37 livros, Caius Plinius Secundus, mais conhecido como Plínio, o Velho (*c.* 23-79; Plínio, o Moço, era seu sobrinho), aborda assuntos que vão da meteorologia à geologia — mas a parte mais interessante é a zoologia e o estudo do ser humano. Plínio acreditava piamente no poder da natureza para criar as mais fantásticas criaturas. Ali encontramos os Homens Sem Boca (*Astomi*), que subsistiam aspirando fragrâncias de flores e frutos, os Homens de Pés-de-Guarda-sol (*Sciapodae*), que usavam seus imensos pés para, cobrindo a cabeça, protegerem-se dos raios solares, e assim por diante. As crenças sobre a menstruação, portanto, não destoam do resto de sua obra; ademais, correspondem às antigas idéias sobre a "impureza" da mulher menstruada.

Os romanos notabilizaram-se por suas obras de engenharia sanitária, a Cloaca Máxima (século VI a. C.) sendo um exemplo clássico, bem como os aquedutos que levavam água para a cidade. Em matéria de cuidados médicos, contudo, mantinham práticas mágicas e religiosas; invocavam a deusa Febris para proteção contra febres, Mephitis (daí vem o adjetivo mefítico) contra as doenças das regiões pantanosas — das quais a mais importante era a malária, à qual se atribui um papel não pouco importante na queda do Império romano. Quando a Grécia foi conquistada, a prática médica ficou entregue aos gregos, para desgosto de muitos romanos, Plínio inclusive. Ele gostava de lembrar a seus leitores que durante seiscentos anos Roma prescindira de médicos; mas, acrescentava, "perdemos a visão de nossa antiga dignidade, e aqueles a quem dominávamos agora nos dominam". Para Plínio, os poucos romanos que praticavam a medicina eram "renegados venais". Para a história da medicina, no entanto, ele fez um imenso favor, preservando não apenas os nomes de médicos, como listando remédios — para dor de cabeça, gota, melancolia, hidropisia, encantamentos... Negando os gregos, negava também a racionalidade da medicina grega: sua "farmacopéia" incluía substâncias extraídas de animais (o crocodilo faz dezenove contribuições), de cadáveres, da cera de ouvido. Crédulo como era, morreu, no entanto, como um mártir da ciência: avistando uma nuvem sobre o Vesúvio, resolveu ver do que se tratava. Não era nuvem, era uma erupção vulcânica, e ele pereceu asfixiado pelos gases.

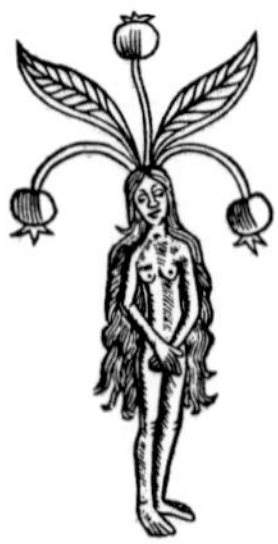

Rubor, tumor, calor, dor.

Os quatro característicos do processo inflamatório foram descritos por Cornelius Celsus (53 a. C.-7 d. C.). Há dúvidas de que Celsus tenha sido um médico prático; ao que parece, tratava-se de um patrício romano que tentou sumarizar, em seus escritos, o conhecimento da época. *De medicina*, em oito volumes, sobreviveu e foi o primeiro tratado a ser impresso quando Gutenberg inventou os tipos móveis. A obra cobre a história da medicina, a preservação da saúde, a descrição de doenças e de operações — incluindo a reconstituição do prepúcio, presumivelmente em judeus que desejavam ascender na sociedade romana (ou livrar-se do tributo, o *fiscus iudaicus*, cobrado de circuncisos). Sua descrição da operação de hérnia até hoje é apreciada. Também são notáveis seus conselhos: "O médico experiente não toca de imediato o paciente; senta-se ao lado deste, mira-o com atenção e, se o doente está com medo, acalma-o com palavras gentis antes de proceder ao exame físico". E acrescenta: "Os fracassos dos médicos nada têm a ver com a arte da medicina".

Os sátiros, sacerdotes de Baco, eram representados em desenho e escultura com o falo ereto, um símbolo de potência divina. Satiríase é o nome de uma doença na qual o paciente tem uma ereção permanente e um desejo insaciável de conúbio. Mas o ato sexual não proporciona nenhum alívio. O paciente fica com espasmo dos nervos, os tendões tensos, as partes genitais inflamadas e dolorosas. Em geral permanece quieto, em extremo sofrimento; mas, se o impulso supera seu senso de vergonha, ele perderá o pudor e realizará o ato em público.

Areteu da Capadócia (*c.* 120-180), o autor desse texto, era um dos muitos médicos gregos que viviam em Roma. Ficou famoso pela vívida descrição de doenças: tétano, epilepsia, asma, a cólica da intoxicação por chumbo. Dividiu a doença mental em mania, melancolia e insanidade estabelecida, o que não é uma má classificação, como observa o historiador da medicina Victor Robinson. Também estabeleceu uma distinção entre transmissão de doenças pelo contato (contágio) e à distância (infecção). Foi o primeiro a descrever de forma sistemática a asma e o diabete. Suas observações clínicas surpreendem pela agudeza: "Nas sempre perigosas hemorragias do pulmão, os pacientes não se mostram alarmados, nem mesmo quando se encontram em estado terminal. Para mim, a causa disso é a insensibilidade dos pulmões à dor. Na maioria dos casos, a dor mais assusta do que traz perigo; mas ausência da dor pode significar grande perigo".

Areteu sabia como remover um cálculo vesical preso na uretra, usando uma sonda, ou intervindo cirurgicamente. Desprezava os tratamentos de natureza supersticiosa, como os usados na epilepsia, *morbus sacer*: cérebro de abutre, coração de cormorão, o sangue de um condenado recém-executado. Em sua obra, que prima pela racionalidade, há contudo uma curiosa passagem, referente ao útero: "Esta víscera feminina parece um animal, porque se move erraticamente no abdome. Aprecia aromas agradáveis, e avança em direção a eles, mas foge dos odores fétidos". A idéia do útero como um ser vivo independente é bastante disseminada; certas tribos australianas acreditam que o útero sai do corpo à noite e captura a alma de uma criança, dessa forma dando início à gravidez. As considerações de Areteu mostram que ele não estava totalmente imune a certas crenças.

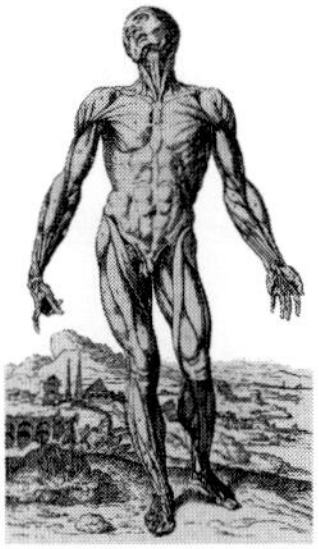

Eu fiz pela medicina o que o imperador Trajano fez pelo Império romano: abri estradas, construí pontes. Eu sou o criador único do verdadeiro método de tratar doenças. Hipócrates já havia esboçado o roteiro, mas não foi muito longe. Seu conhecimento não é muito amplo, falta ordem em seus escritos, torna-se obscuro ao tentar a concisão. Quem abriu o caminho para a medicina hipocrática fui eu.

Vaidoso, fanfarrão, mestre da autopromoção, Galeno (*c.* 130-200; o prenome Claudius, às vezes usado, é de origem discutível) tinha, no entanto, sobejas razões para se gabar. Sua influência se estenderia por catorze séculos, e expressões como "farmácia galênica" rendem-lhe tributo. O texto acima mostra também que tinha pouco respeito por outros médicos, incluindo o Pai da Medicina. A diferença entre salteadores e doutores, dizia, é que os primeiros roubam na montanha, os segundos na cidade.

Galeno era de Pérgamo, na Ásia Menor, cidade famosa por seu templo a Esculápio, por sua escola de medicina e sua biblioteca: privados do papiro, cuja exportação do Egito Ptolomeu proibira, os escribas de Pérgamo desenvolveram um método de preparação de peles de animais para a escrita: o pergaminho.

Como muitos outros médicos gregos de então, Galeno foi

para Roma. Doutores lá não faltavam e estavam divididos em várias seitas: empíricos, ecléticos, dogmáticos e outros. Mas Galeno não teve a menor dificuldade em ascender rapidamente. Homem culto, versado em literatura e filosofia, fez amizades importantes e ganhou fama com as demonstrações anatômicas que fazia em público. Logo tinha em sua clientela os figurões do império — senadores, pretores, filósofos. Não hesitou, contudo, em abandonar a cidade quando de uma epidemia (alegou que os seus rivais planejavam assassiná-lo). Voltando, tornou-se médico do imperador Marco Aurélio, cujo filho, Cômodo (depois um cruel monarca), ele salvou.

Galeno escreveu cerca de quatrocentos tratados médicos, a maioria dos quais se perdeu. Seus ensinamentos são muito complexos, mas ele revela um assombroso conhecimento de anatomia, ainda que o tenha adquirido principalmente pela dissecção de animais. Igualmente foi um pioneiro em fisiologia. Com seus experimentos, descobriu a função de vários nervos, e estudou a respiração e a circulação. Pensava, contudo, que o sangue passava do coração direito para o esquerdo através de poros invisíveis.

Para Galeno, o princípio fundamental da vida era o pneuma, que tinha três formas e localizações: no cérebro, no coração e no fígado. Via a natureza como uma forma de energia dirigida para um fim precípuo, que cabia aos médicos descobrir. Chamava de "faculdades" os diferentes processos que ocorrem no organismo; daí a expressão "faculdades mentais".

Sua capacidade de diagnóstico era lendária, e derivava de uma grande capacidade de observação, nos moldes hipocráticos, associada ao exame cuidadoso do paciente e a um soberbo raciocínio clínico. Certa vez atendeu um filósofo persa que se queixava da perda de sensação nos dedos de uma das mãos. Médicos rivais haviam tratado o paciente com cataplasmas no local, mas Galeno descobriu que o homem havia caído de costas sobre uma pedra e diagnosticou uma lesão na medula, que acabou melhorando com o repouso. Sua perspicácia também o levou a diagnosticar vários casos de simulação: "Os ignorantes", escreveu, "não sabem que é possível distinguir os que são realmente doentes dos que estão apenas fingindo".

Seu método de tratamento era a terapia dos opostos, *contraria contrariis.* Aplicava calor se achava que a doença resultava do frio, purgativos quando o organismo estava "sobrecarregado". Os remédios que usava eram preparados principalmente à base de plantas (às vezes importados de regiões distantes). Também prescrevia fisioterapia.

Mesmo depois da morte continuou conquistando adeptos. Não era cristão, mas, como via o corpo governado pela alma, foi aceito pela Igreja, pelos árabes e pelos judeus (estes com restrições, por causa de seus ataques à Bíblia). Tornou-se então a maior autoridade médica. Uma situação que ele arrogantemente previra: "Quem quiser chegar à fama nada mais precisa fazer do que estudar aquilo que eu, pela pesquisa, descobri ao longo de minha vida".

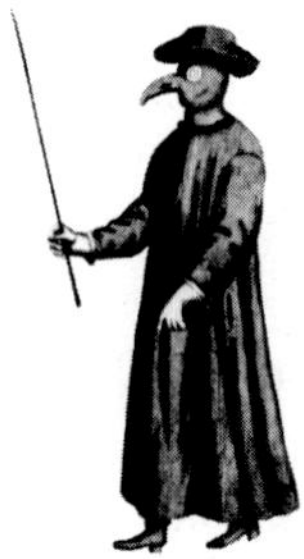

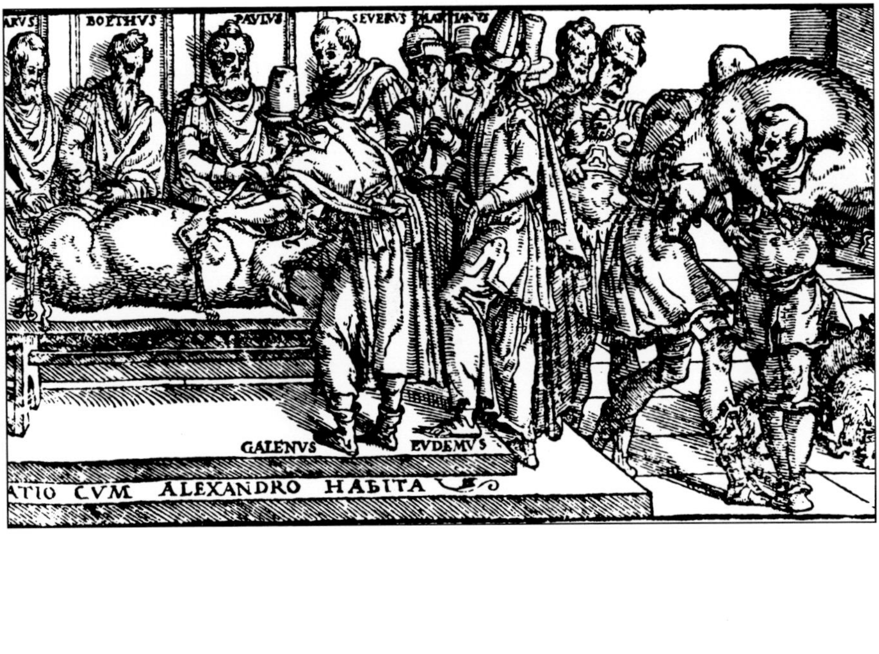
ARVS
BOETHVS
PAVLVS
SEVERVS
GALENVS
EVDEMVS
ATIO CVM ALEXANDRO HABITA

abracadabra
abracadabr
abracadab
abracada
abracad
abraca
abrac
abra
abr
a

O fim do Império romano coincidiu, e não por acaso, com o surgimento de numerosas superstições — médicas e outras. A inscrição acima mostra uma delas, extraída da obra *De medicina praecepta*, escrita por Serenus Sammonicus. A palavra mágica *abracadabra* deveria ser escrita por inteiro na primeira linha; a partir daí uma letra era retirada. A pessoa que usasse pendurado ao pescoço um pergaminho com a inscrição estaria preservada de doenças.

Sextus Placidus tratava a febre com a lasca de uma porta pela qual tinha passado um eunuco; Marcellus Empiricus curava doenças oculares, tocando o paciente três vezes, expectorando e

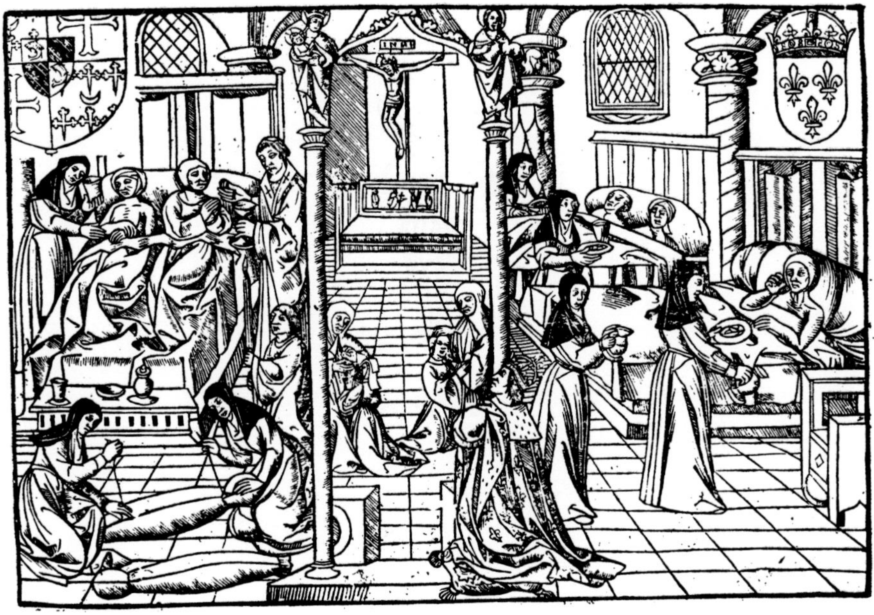
INRI

dizendo três vezes uma invocação mágica; outro tratamento consistia em esfregar uma aranha esmagada no olho.

A Idade Média acrescentou a essas outras crendices. Uma das mais curiosas referia-se ao poder da mandrágora (*mandrake*), já mencionada no Antigo Testamento, uma planta capaz de curas milagrosas e possuidora, ademais, de poderes afrodisíacos. A raiz bifurcada assemelha-se vagamente a um ser humano, e como tal é representada nas gravuras antigas. Acreditava-se que a mandrágora gritava ao ser arrancada da terra, "o grito que faz os homens enlouquecerem", diz Shakespeare em *Romeu e Julieta*. Para colher a mandrágora era preciso recorrer a um artifício: o caule era amarrado a um cão. Atraído por comida, o animal arrancava a planta do solo — e, dizem as lendas, caía morto.

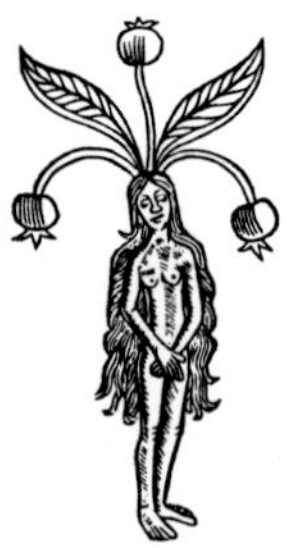

O rei te toca, Deus te cura.

No final da Idade Média, um ritual de cura tornou-se muito popular, sobretudo na França e na Inglaterra: o toque real. "Vi com meus olhos multidões acorrendo ao rei Luís para receber o toque real", conta Guibert, o abade de Nogent-sous-Coucy. O rei mencionado é Luís VI, que governou de 1108 a 1137. No entanto, observa o historiador Marc Bloch, que sobre o assunto realizou um alentado e interessante estudo, tal poder não era um atributo pessoal do monarca; seu pai e antecessor, Filipe I, também realizava curas milagrosas. O mesmo fazia Henrique II, rei da Inglaterra. Outros monarcas, inclusive em locais muito distantes do Ocidente, estavam envoltos, diz Frazer em *The golden bough*, "numa atmosfera carregada com uma espécie de eletricidade espiritual", capaz de destruir — ou curar.

Na Europa, a doença que se tornou objeto do ritual era a escrofulose, a tuberculose ganglionar, hoje muito rara. O nome vem do latim *scrofula* (em francês, *écrouelles*). Os gânglios afetados (os do pescoço, em geral) aumentam de tamanho e, sem tratamento, supuram — uma situação penosa, desfigurante, ainda que em geral sem maiores riscos. *"Strangely visited people,/ All sworn and ulcerous, pitiful to the eye"*, diz Shakespeare em *Macbeth*.

O toque real era acompanhado, na França, com a invocação acima mencionada; os reis ingleses preferiam usar preces. De qualquer forma, o rito era extremamente popular. Eduardo III recebia uma média de quinhentos pacientes por ano. É verdade que alguns pacientes voltavam várias vezes; de fato, na Inglaterra acreditava-se que o toque só funcionava se repetido. Também não se esperava que desse resultado imediato; a cura poderia ocorrer ao cabo de algum tempo, às vezes longo. O caso narrado por William de Malmesbury, relacionado a Eduardo, o Confessor, que reinou de 1042 a 1066, é, nesse sentido, uma exceção: "Uma jovem mulher, casada, mas sem filhos, adoeceu por causa do excesso de humores fluindo para seu pescoço e ali causando grandes feridas. Um sonho indicou-lhe o que fazer: deveria procurar o rei. Foi, pois, à corte. Sozinho com ela, o rei tocou-lhe o pescoço. Mal tirou a mão, a mulher sentiu-se melhor; as crostas desapareceram, mas as úlceras continuavam abertas. Ficou na corte até a cura, que ocorreu em menos de uma semana. As feridas desapareceram, a pele ficou íntegra, sem nenhum sinal da doença pregressa. Em menos de um ano ela teve gêmeos". O interessante, neste caso, é a associação entre as lesões e um problema provavelmente emocional, influenciado talvez pela intervenção do rei (qualquer que tenha sido).

E havia cura? Pelo menos em aparência: a escrofulose pode apresentar remissões, às vezes prolongadas. Por outro lado, algumas das lesões certamente não eram escrófula, mas algum outro tipo de infecção, mais benigna.

Certo é que o toque real era um mecanismo de poder, conferindo prestígio e respeito à monarquia. Não menos importante era o fato de as pessoas serem tocadas pelo soberano. O toque transmite calor e afeto, e exerce por si só um efeito terapêutico não desprezível. Não é de admirar, conclui Marc Bloch, que os pacientes sentissem tanta gratidão por seu rei.

"Tocar", diz Lewis Thomas, "é a mais antiga e mais eficiente das artes médicas. Os doentes necessitam de que alguém os toque, e parte de seu sofrimento é a ausência de contato humano.

As pessoas, mesmo os familiares e amigos, tendem a se afastar do paciente, tocando-o o menos possível." É claro que, em se tratando de reis, o efeito do toque era ainda maior. Como escreveu em 1732 o conhecido médico William Beckett, era bem provável que "a excitação causada pela visita à corte e pela cerimônia do toque afetasse o organismo, fazendo o sangue correr mais depressa e favorecendo uma cura". Por último, e não menos importante, o toque reforçava o poder real. Por todas estas razões, não é de admirar que esse ritual tenha tido tal longevidade.

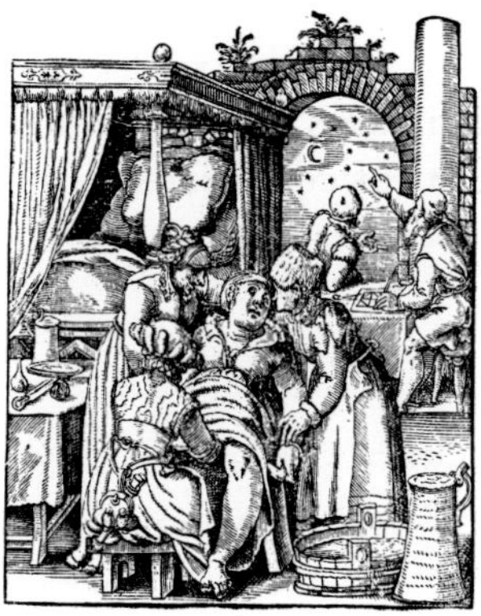

Se podes curar com dietas, evita remédios; se podes curar com remédios simples, evita os complexos.

Aforismo de Abu Bakr Muhammad ibn Zakaria al-Razi (865-965), conhecido no Ocidente como Rhazes, o mais famoso médico do mundo árabe à época. Rhazes era da Pérsia, onde durante muitos séculos funcionou a escola de medicina de Gondishapur, fundada por cristãos nestorianos — heréticos expulsos de Bizâncio. Quando os muçulmanos conquistaram a região, preservaram a escola e tornaram-na o berço da medicina árabe, que assim teve acesso aos textos médicos do Ocidente, sobretudo gregos. Hunain ben Ishaq, que viveu no século IX, traduziu as obras de Hipócrates e de Galeno. Influenciado por eles foi também Rhazes, que escreveu cerca de 120 trabalhos médicos (e outros tantos sobre matemática, astronomia, religião, filosofia). Seguia assim uma tradição humanística à qual pertenceu outro grande médico muçulmano nascido na Pérsia, Abu Ali al-Husain ibn Abdallah ibn Sina (980-1037), conhecido no Ocidente como Avicena, autor de um *Canon* médico contendo considerações teóricas, descrição de doenças, regras de higiene e questões como: por que não estão as mamas da mulher no abdome?, e: não será o amor uma doença mental?

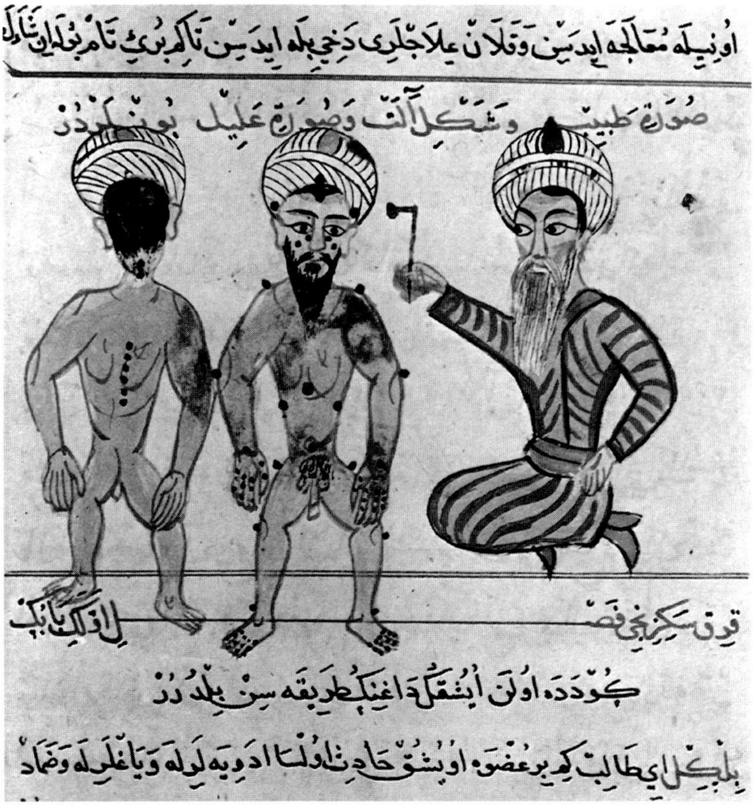

صورت طبیب وشکل آلت وصورت علیل بونلردر
قرق سکزنجی فصل

Rhazes, por sua vez, escreveu cerca de duzentos tratados médicos, em parte redigidos sob a formas de aforismos. Abordou o diagnóstico e o tratamento de uma série de doenças, inclusive infantis, no que foi pioneiro. Sua descrição da varíola — enfermidade sobre a qual escreveu um tratado — é clássica. Era um especialista no tratamento da blenorragia; usava uma sonda para aliviar o estreitamento uretral que freqüentemente complicava a doença, e aplicava medicações tópicas para sedar a dor.

Rhazes manifestava certo ressentimento em relação aos pacientes que preferiam curandeiros a médicos como ele. "Um dos fatores que leva as pessoas a se afastarem de um médico sério", escreveu, "é a idéia de que devemos saber tudo de antemão e que não podemos fazer perguntas. No momento em que o médico olha a urina ou toma o pulso, ele supostamente deve saber tudo a respeito do paciente e não pode fazer perguntas. Eu era muito respeitado quando olhava a urina sem indagar nada. No momento em que comecei a interrogar o paciente, minha reputação afundou. As pessoas também pensam que, se o médico não é capaz de curar um problema pequeno, será derrotado pelos problemas maiores. Um homem que tinha uma úlcera na mão que o impedia de mover os dedos disse a seu médico: "Se não és capaz de curar esta ferida, como tratarás braços e pernas quebrados?".

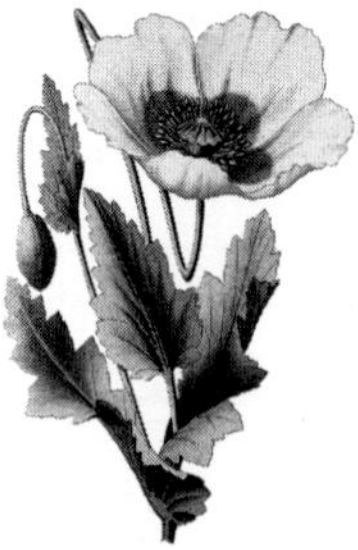

O alho tem poderes que salvam da morte,
use-o, e com o mau hálito não se importe.
Não o despreze, como aquele raro acusador
para quem alho faz piscar, dá sede e causa fedor.

Versos (em tradução livre) extraído do *Regimen sanitatis salernitarum*, a obra médica básica no término da Idade Média. São aforismos rimados, aos quais não falta, como se vê, um toque de humor. Seu sucesso não se deve porém só a esse aspecto, como também ao prestígio da escola médica de Salerno, surgida naquela cidade italiana por volta do século XI. A região era conhecida pelo clima saudável, e tinha uma outra atração: os restos mortais de são Mateus, o Evangelista. O afluxo de pessoas doentes provavelmente levou para lá muitos médicos e estimulou a criação de uma escola de medicina. Muitos trabalhos foram então publicados, inclusive — o que era uma novidade — por uma mulher, Trotula, autora de um tratado de obstetrícia chamado *De mulierum passionibus ante, in et post partum.* Trotula era, aparentemente, um apelido muito comum entre as parteiras de Salerno. A escola também incorporou as obras da medicina árabe, graças a um estudioso conhecido — por haver nascido em Cartago, no Norte da África — como Constantinus Africanus.

Os médicos de Salerno estudavam a anatomia, mas somente a de animais; um de seus tratados chama-se *Anatomia porci*, "A anatomia do porco". Tratava-se de um grande progresso rumo a um conhecimento médico mais preciso, ainda que a dissecção de cadáveres humanos continuasse proibida. Em 1240 Frederico II conferiu à escola de Salerno o direito de graduar médicos; o curso tinha cinco anos, com um ano adicional de prática sob supervisão — uma espécie de residência médica. Mais que isso, nenhum profissional poderia trabalhar, a não ser que tivesse diploma. A profissão tornava-se assim institucionalizada.

O *Regimen sanitatis salernitarum* tornou-se extremamente popular, tendo sido traduzido para vários idiomas. Era muito apreciado pelo público em geral, por causa de conselhos de bom senso tais como: "Nunca se alimente se seu estômago não estiver vazio e limpo", ou: "Levante cedo de manhã e lave com água fria as mãos e os olhos". Também tinha recomendações para quem procurava médicos:

"Recorra primeiro ao Doutor Silêncio,
depois ao Doutor Alegria e depois ao Doutor Dieta."

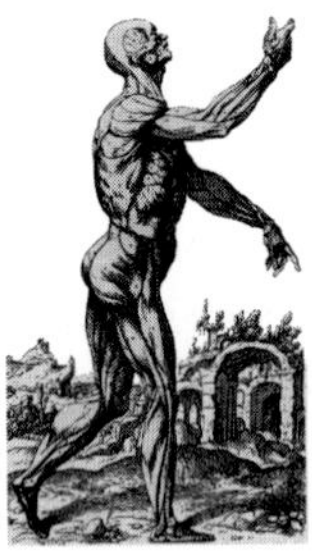

A doença causava tamanho terror que o irmão abandonava o irmão, o tio deixava o sobrinho, a mulher fugia do marido. Pior, pais e mães rechaçavam os filhos, recusando-se a cuidar deles ou mesmo a olhá-los.

É da Peste Negra que Giovanni Boccaccio (1313-1375) está falando. A epidemia que atingiu Florença em 1348 inspirou-lhe uma obra famosa (ainda que, ao menos em parte, imaginária: o autor vivia então em Nápoles), o *Decameron*: durante dez dias, dez pessoas, reunidas para escapar ao flagelo, contam histórias, às vezes picarescas, às vezes fesceninas. É a maneira que encontram para afastar o pensamento da sombria ameaça.

A Peste Negra era a peste bubônica, uma enfermidade bacteriana transmitida ao homem pela pulga do rato. Os gânglios linfáticos aumentam muito de tamanho (bubões) e podem ocorrer complicações como pneumonia ou meningite, usualmente fatais, apesar da eficácia dos antibióticos. A causa era desconhecida; Boccaccio a atribuía ou à influência dos planetas (a astrologia estava então em alta) ou ao castigo divino.

A epidemia de 1348 estava ligada aos grandes movimentos comerciais que marcaram o fim da Idade Média, e que abriam caminho ao capitalismo mercantil. Mercadores italianos que faziam a rota para a Ásia Central foram sitiados na cidade de Caffa (Criméia) pelos tártaros, entre os quais surgiu a epidemia. Cadáveres de pestosos teriam sido lançados por cima das muralhas, infectando os italianos. Voltando a Gênova, eles levaram a doença consigo.

O terror inspirado pela peste resultou, como mostra Boccaccio, no relaxamento dos costumes, mas, no outro extremo, em fanatismo religioso: é então que surge a seita dos Flagelantes, que se açoitavam com chicotes na esperança de obter proteção divina. Bandos deles percorriam as estradas, às vezes assaltando e roubando — mas também criando hospitais em várias cidades. Acusados de causar a peste envenenando os poços, os judeus eram assassinados em massa.

Não havia proteção contra a doença. Os médicos que atendiam os pacientes usavam uma espécie de capote fechado, uma máscara com um bico (que continha substâncias aromáticas, para neutralizar o mau cheiro que infestava as cidades) e uma varinha: com ela cutucavam os corpos que jaziam nas ruas, a fim de evitar que alguém fosse enterrado vivo. Seu tratamento era inútil, inclusive, diz Boccaccio, porque muitos eram charlatães — ou mulheres disfarçadas de médicos. Em 1377 foi introduzida em Ragusa (atual Dubrovnik) a quarentena, um isolamento de quarenta dias para quem vinha de regiões afetadas pela peste.

A peste voltaria mais vezes ao Ocidente. O surto que atingiu Londres em 1665 inspirou a Daniel Defoe a obra *Um diário do ano da peste*, publicada em 1722. Não se trata, evidentemente, de uma reportagem; é um texto ficcionalizado, que impressiona, no entanto, pela veracidade das descrições: "Era muito triste ouvir as lamentações angustiadas dos pobres moribundos, pedindo consolo aos sacerdotes, clamando pelo perdão divino e confessando antigos pecados em altos brados". Ficção é também *A peste,* de Albert Camus, que usa a doença como a metáfora de um inimigo poderoso e invisível a ameaçar uma cidade: "O dr. Rieux decidiu então redigir este texto, para não se enquadrar entre os que calam, para testemunhar em favor dos que sofrem de peste, para deixar ao menos uma lembrança da injustiça e da violência, e para dizer simplesmente aquilo que se aprende em meio ao flagelo: há mais coisas nos homens para admirar do que para desprezar".

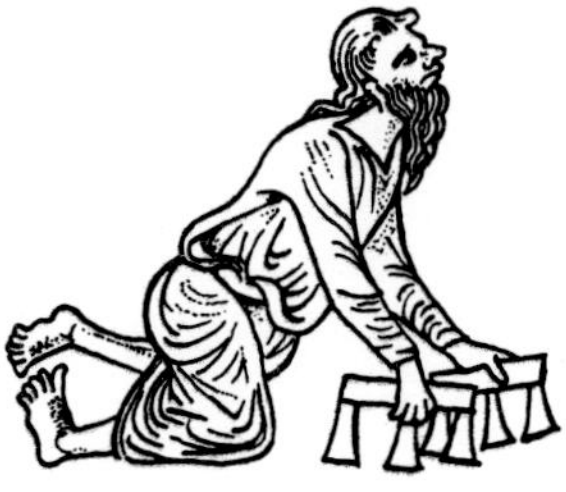

Ó tu que estudas esta máquina, o corpo, não deves te sentir ressentido por receber o conhecimento que resulta da morte de um semelhante; alegra-te que nosso Criador tenha te dado acesso a um instrumento tão perfeito. Mesmo, porém, que sejas movido pelo amor, é possível que te vença a náusea; e ainda que não te vença tal náusea, talvez sejas derrotado pelo medo de passar longas horas noturnas junto a corpos esquartejados.

Leonardo da Vinci (1452-1519) sabia do que estava falando ao escrever esta exortação. Muitas noites ele passou no necrotério de Santo Spirito, em Roma, dissecando cadáveres, registrando suas observações sob forma de memoráveis desenhos. Ele foi o primeiro a identificar o trajeto dos nervos cranianos — mas seu objetivo não era identificar estruturas anatômicas, e sim obter subsídios para sua arte. Contudo, a sua presença em Santo Spirito marca um momento histórico: a Renascença rompia o tabu do corpo morto. É verdade que já existiam estudos anatômicos em cadáver humano, sobretudo em Bolonha. Pioneiro nesse campo foi Remondino de Luzzi, conhecido como Mondino de Luzzi (*c.* 1275-1326). Suas descrições, contudo, por vezes são imprecisas, quando não errôneas (descrevia três ventrículos no coração e, de acordo com a crença medieval, sete cavidades no útero). Além disso, não tinham como propósito orientar a investigação clínica ou a atividade cirúrgica — os membros nem são mencionados. Mondino listou três razões pelas quais escrevia textos sobre anatomia: "Primeiro, para satisfazer os amigos; segundo, para obter satisfação intelectual; terceiro, para evitar o esquecimento que vem com a idade". Foi preciso um século para que a escola médica de Bolonha incluísse (1405) a anatomia no seu currículo. Em 1429 Pádua fez o mesmo. Finalmente, em 1482 o papa Sisto IV emitiu uma bula permitindo a dissecção de cadáveres humanos, desde que as autoridades eclesiásticas locais estivessem de acordo. Era uma vitória do espírito renascentista, o mesmo que inspirava Copérnico e Colombo.

O homem que passaria à História como o fundador da anatomia médica seria o belga Andreas Vesalius (1514-1564), ou Vesálio, que estudou medicina em Paris. Apaixonado pela dissecção desde criança, Vesálio era um crítico do sistema de ensino da anatomia no qual o professor não tocava no cadáver; quem o fazia era o barbeiro-cirurgião. Na terceira aula, Vesálio apoderou-se da lâmina e fez ele mesmo a dissecção. Não lhe desagradavam, aliás, as manifestações espetaculares; provocou escândalo, sustentando que Galeno não conhecia anatomia. Na Universidade de Pádua, onde tornou-se professor, introduziu de imediato o seu método de ensino, dissecando o cadáver para os alunos. Na obra que o tornou famoso, *De humanis corporis fabrica* (e que arrancou protestos dos seguidores de Galeno), escreve que, depois das invasões bárbaras, "quando as ciências foram atiradas aos cães, médicos famosos ficaram envergonhados de trabalhar com as mãos. Delegaram os cuidados com os pacientes aos escravos, o preparo dos remédios aos boticários, a cirurgia aos barbeiros. Essa fragmentação da arte de curar introduziu em nossas escolas a prática segundo a qual uma pessoa deve dissecar o cadáver, enquanto outra ensina. Os professores ficam no alto de seus púlpitos, e como gralhas grasnam com egrégia arrogância coisas que não conhecem da prática, que leram nos livros de outros, ou que estão nos textos à sua frente. Tudo o que ensinam está errado." O frontispício da obra, publicada em 1493 e magnificamente ilustrada, demonstra bem essa idéia: ali está o professor, diante de dezenas de estudantes, dissecando ele mesmo o cadáver.

Não terão fim vossos sofrimentos; estranha doença, e das mais obscenas, de vossos corpos se apoderará.

Trecho do poema "Syphilis sive morbus gallicus", "Sífilis ou a doença francesa", escrito em 1530 pelo médico e poeta Girolamo Fracastoro (1478-1553), no qual pela primeira vez o nome da doença é mencionado.

Tudo começa com a descoberta do Novo Mundo por Colombo. Marinheiros abatem pássaros favoritos do Deus-Sol. Uma ave escapa e faz a profecia acima, depois explicada por um chefe nativo, que conta a história de Syphilus, pastor dos rebanhos do rei Alcithous. Durante uma seca que está matando o gado, Syphilus amaldiçoa o Deus-Sol e decide não mais fazer sacrifícios a este e sim ao rei. A divindade, "com furioso desdém, envia raios malignos, semeando a infecção [...]". Syphilus é o primeiro a ser atingido, e por isso a doença recebe seu nome. Sacrifícios são feitos ao Deus-Sol, que fornece a cura para a sífilis: o guaiaco, planta nativa da América. Em matéria de nomes, a sífilis é soberana; recebeu numerosas denominações, todas elas ofensivas. Na Itália, a doença surgiu entre as tropas francesas do rei Carlos VIII quando da invasão de Nápoles (1495). Os napolitanos, e os italianos em geral, denominaram-na doença francesa (daí o *morbus gallicus*, de Fracastoro, e a "galiqueira" da gíria brasileira). Os franceses, ao contrário, batizaram-na de mal italiano. Os alemães, seguindo os italianos, falavam em *Frantzozen* ou *Frantzozischen Pocken*, doença ou cancro francês. Os ingleses aderiram a essa acusação aos gauleses. Já os holandeses propuseram "doença espanhola"; os portugueses adotaram a variante de "doença castelhana". Receberam o troco dos japoneses e dos habitantes das Índias Orientais, que cunharam a denominação "doença portuguesa". Os poloneses temiam a "doença dos alemães", os russos, a "doença dos poloneses". Os persas batizaram a sífilis de "doença dos turcos" — e assim por diante. Finalmente, havia uma idéia muito comum à época da Fracastoro, e por ele mencionada no poema, segundo a qual a sífilis tinha sido trazida da América pelos marinheiros de Colombo. Mas, como diz o próprio Fracastoro: " [...] não foi necessário que cruzasse o oceano para chegar até nós". Theodore Rosebury opina que a doença já existia na Europa, e que dos numerosos casos de lepra registrados na Idade Média (havia mais de 20 mil leprosários) muitos eram sífilis secundária mal diagnosticada. De qualquer modo, parece ter havido um aumento real da sífilis na Renascença, em função da transformação sociocultural que então se operou. A Europa medieval havia posto o amor, e de resto toda a atividade humana, a serviço de Deus: o matrimônio era um sacramento, todo amor não vinculado à instituição matrimonial ou não consagrado a Deus era pecado. Mas a partir do Trecento ganha forma a visão hedonística do sentimento amoroso, como se verifica nos versos dos *minnesang*, nos quadros de Ticiano e Giorgione. Surge a figura da cortesã e da *demoiselle de moyenne vertu*; as relações extraconjugais se tornam a regra. É de bom-tom, observa Petrarca, que um jovem seduza uma mulher casada.

Tudo isso corresponde às transformações socioeconômicas que se verificaram na Europa. A Renascença é uma época de prosperidade, de luxo. A acumulação de riqueza que se seguiu aos descobrimentos marítimos (e que provavelmente não se fez sem culpa; a sífilis seria o castigo pela expoliação) possibilitou a ascensão da burguesia. Mansões são construídas e servem de cenário a festas esplêndidas. A culinária fica mais requintada, com a introdução de novos ingredientes; há uma insaciável avidez por açúcar, doces, especiarias. A vaidade é estimulada; a fabricação de espelhos desenvolve-se como nunca, assim como a indústria da moda: sedas, adornos, jóias, berloques passam a fazer parte da indumentária.

Luxo — e luxúria. Rica, a sociedade sorri para o amor. O comércio de bens se acompanha do comércio sexual, e nisso intervirão outros fatores: a valorização da liberdade individual (da qual a imprensa foi também uma expressão); a conduta mundana dos pontífices; o relaxamento dos costumes; os movimentos populacionais, resultantes de conflitos bélicos ou religiosos; o clima de cinismo que deu, na política, um Maquiavel. Diferente da peste e apesar do poema, a sífilis não era vista como um castigo divino; graças exatamente à obra de Fracastoro havia uma teoria lógica para explicar o contágio: a transmissão da doença era feita a partir de partículas imperceptíveis (*seminaria contagium* ou *virus*), e somente pelo contato sexual entre as pessoas. Não sendo punição divina, não havia necessidade de penitências, mesmo porque era um problema individual e de menor gravidade; não dizimava populações, como a peste. Além disso havia tratamento, ainda que precário: um dos remédios, inócuo, era o guaiaco, produto vegetal introduzido na Europa pelos espanhóis em 1508. O outro, também mencionado por Fracastoro, era o mercúrio, que já era usado no tratamento da lepra e de doenças da pele. Dizia-se que trabalhadores em minas de mercúrio curavam-se da sífilis. De outra parte, a intoxicação por mercúrio produz sudorese e salivação — o que era considerado útil para livrar o organismo do "veneno" da doença. Era muito difícil avaliar qualquer tratamento; o cancro e a erupção cutânea que caracterizam as fases iniciais da sífilis na maioria das vezes desaparecem espontaneamente, o que podia ser considerado "cura".

Nos dois tipos de tratamento havia aspectos simbólicos em jogo. O guaiaco vinha da América, o mesmo lugar onde, para muitos, a sífilis teria se originado. E tinha uma aura: era às vezes chamado de "madeira sagrada" (*hollywood*, em inglês). Quanto ao mercúrio, tinha o mesmo nome do deus romano, patrono dos *mercatores* ou *mercuriales*: lembremos que a sífilis emergiu numa época de grande desenvolvimento do comércio, incluindo o comércio sexual do qual a doença se origina. Na arte romana, Mercúrio segura uma bolsa e um caduceu, o bastão com cobras enroladas que é o emblema da medicina — mas ambos os símbolos têm evidente conotação sexual. O correspondente grego de Mercúrio, Hermes, era representado com um falo ou com imagens fálicas. Deus pastoral (Syphilus era pastor), Hermes teve com Afrodite um filho, Hermafroditus, cuja malformação simboliza o triunfo e o castigo da paixão.

O mercúrio era um elemento alquímico importante. Para os alquimistas, ele torna volátil o que é fixo, une a fêmea instável ao macho constante. Pela sublimação (lembrar a conotação que Freud deu ao termo) separam-se os componentes fixos e voláteis, masculinos e femininos, do mercúrio; o retorno ao estado líquido é a *solução*.

O uso do mercúrio no tratamento da sífilis ocorre num momento em que o Ocidente, como Jano, o deus bifronte, olha em duas direções, para o místico e para o científico. Bacon sustentava a necessidade de questionar a natureza através da ciência: *natura vexata*, a natureza, assim provocada, daria as respostas exigidas pelo espírito racional. Racionalidade havia no uso do mercúrio, mas alquimia também. Partindo da idéia segundo a qual os metais eram gerados pela interação entre o feroz enxofre — símbolo da masculinidade — e a líquida, instável substância que é o mercúrio — símbolo da feminilidade —, Paracelso (Philippus Aureolus Theophrastus Bombastus von Hohenheim), dizia que em medicina, como na alquimia, é preciso "casar as entidades". O século XV presenciou uma ressurreição do ocultismo que a Igreja reprimira durante a Idade Média. Em medicina, fazia sucesso a doutrina mágica da simpatia: há no universo forças de atração e repulsão, das quais o ser humano participa, porque o planeta em que vivemos é uma versão ampliada do nosso corpo — as rochas são os ossos da Terra, os rios as suas veias, a floresta a sua cabeleira. A cura pela simpatia baseia-se na busca de afinidades, ainda que essas afinidades sejam apenas de aparência: por exemplo, usam-se nozes para dor de cabeça, porque o miolo das nozes é semelhante ao cérebro. Quem quiser amar, dizia

Aggrippa von Nettesheim em seu *De oculta philosophia*, deve comer pombos, aves amorosas; mas quem aspira à coragem, deve comer coração de leão.

A alquimia, a astrologia, a cabala, as seitas secretas representavam uma ameaça à Igreja, mesmo porque o próprio ritual cristão, em alguns lugares, incorporara práticas mágicas. O uso do mercúrio prestou-se para o charlatanismo; Rosebury nota a semelhança entre as palavras *quicksilver*, mercúrio, e *quacksalver*, charlatão.

Por último, mas não menos importante, atrás do tratamento da sífilis havia uma luta de interesses: o guaiaco era comercializado pelos Függer, poderosos financistas, que evidentemente viam com desagrado a crescente popularidade do mercúrio. Que era usado de diversas maneiras: como ungüento, em fumigações, por enema, por via oral (sob forma de protocloreto de mercúrio, o calomelano). Apesar disso, a sífilis continuou sua trajetória de "estranha doença e das mais obscenas", como mostra Henrik Ibsen em sua peça *Os espectros* (1881), até que a penicilina emergiu como a droga capaz de curá-la de maneira simples e rápida.

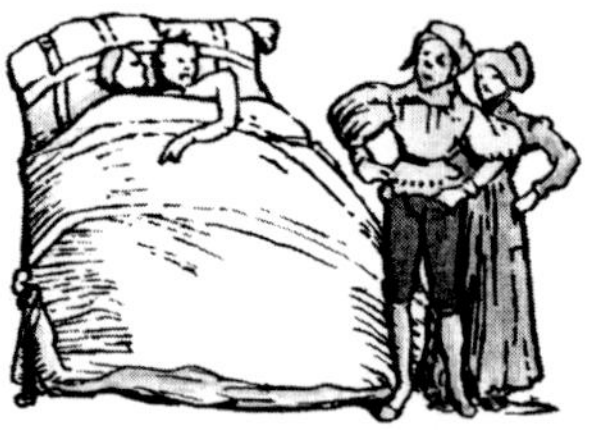

Meus acusadores sustentam que não entrei no templo do conhecimento pela porta certa. Mas qual é a porta certa? Galeno, Avicena — ou a Natureza? Pois foi pela porta da Natureza que entrei: foi a luz da Natureza, não a lâmpada do boticário, que iluminou meu caminho.

A vida e a carreira de Philippus Aureolus Theophrastus Bombastus von Hohenheim (*c.* 1490-1541) decorreram sob o signo da controvérsia. Não contente com o pomposo nome, autodenominou-se Paracelso — pois se considerava um êmulo do grande médico da Antiguidade, Celso. Paracelso não tinha dúvida quanto ao grande papel que lhe estava reservado na história da medicina: o mundo haveria de se prostrar a seus pés.

Saindo do seu cantão natal na Suíça, Paracelso viajou por várias cidades européias, estudando medicina da forma mais heterodoxa: "Não me envergonho de ter aprendido coisas úteis de barbeiros-cirurgiões, de açougueiros e de vagabundos". Em 1526 chegou a Basiléia, e aí tratou de dois humanistas famosos: Frobenius (a quem salvou de ter uma perna amputada) e Erasmo de Rotterdam. Sua reputação firmou-se, e ele assumiu uma cadeira na universidade. Provocou escândalo, lecionando em alemão, e não em latim como era de praxe, e queimando publicamente os trabalhos de Galeno e Avicena. Além disso, brigou por causa de honorários, de modo que em breve estava de novo na estrada. Acabou por se fixar em Salzburgo, onde morreu (de bebedeira, segundo uma versão; jogado de uma escada por capangas de médicos rivais, segundo outra).

Influenciado pelo neoplatonismo renascentista, Paracelso mistura em seus trabalhos ciência e mística. Na composição do *limus terrae* do qual o homem é feito entram sal, enxofre e mercúrio, elementos alquímicos; a separação destes causa a doença. Para tratar bem um paciente, o médico deve conhecer alquimia, astrologia (devido à influência dos astros sobre o organismo) e teologia; seus poderes assim aumentarão muito. Paracelso afirmou ter criado o "homúnculo", um ser nascido pela incubação do esperma num frasco mantido tépido pela imersão em esterco de vaca constantemente renovado.

De outra parte, estudou doenças dos mineiros e reconheceu a correlação entre bócio endêmico e cretinismo. Foi um dos introdutores do tratamento da sífilis com mercúrio e, contrariando a crença dominante, segundo a qual supuração era um fenômeno benéfico, recomendava que se mantivessem limpos os ferimentos. Também via a doença mental não como o resultado da possessão demoníaca, mas como um fenômeno natural: "Há doenças que afetam o nosso corpo e outras que nos privam da razão, mas a natureza é a única origem delas". Apesar disso, achava que havia doentes mentais, os *Lunatici*, cuja perturbação era resultado da influência lunar.

Figura que resume as contradições de sua época, Paracelso foi uma fonte de inspiração para Goethe no *Fausto*: "Na medida em que luta, o homem desvia-se/ Um homem de valor, mesmo através da mais obscura aspiração/ está sempre consciente do verdadeiro caminho".

No ano de 1536, Francisco, rei de França, enviou uma grande força expedicionária ao Piemonte para conquistar Turim. Ao ataque maciço de nossas forças, os defensores das fortificações defenderam-se desesperadamente, matando e ferindo muitos soldados com vários tipos de armas, mas especialmente armas de fogo. Os cirurgiões tiveram muito trabalho. Eu, para dizer a verdade, era ainda um principiante; nunca vira tratar ferimentos produzidos por bala. Tinha lido no oitavo capítulo do primeiro livro de Giovanni da Vigo, *Delle ferite in generale*, que tais ferimentos eram perigosos por causa da pólvora, e que o melhor meio de tratá-los era a cauterização com óleo fervendo. Eu sabia que isso causaria ao ferido terrível dor; só depois de me certificar que os cirurgiões usavam mesmo o óleo na mais alta temperatura possível tive coragem de imitá-los. Faltando-me o referido óleo, fui obrigado a usar uma mistura de gema de ovo, óleo de rosas e terebentina. Naquela noite não dormi; assediava-me o pensamento de que muitos pacientes morreriam porque eu não havia cauterizado suas feridas com óleo fervente. Antes do nascer do sol levantei-me e fui olhá-los. O que vi superou as minhas mais otimistas expectativas, porque aqueles a quem eu tinha tratado com a mistura por mim elaborada quase não sentiam dor e suas feridas não estavam inflamadas. Outros, a quem eu tinha cauterizado, estavam com dores terríveis e com a parte afetada pelo ferimento inflamada. Nesse momento, decidi que não mais cauterizaria os pobres homens feridos a tiros de arcabuz.

Este trecho descreve um momento transcendente na história da cirurgia. Até então vista como uma atividade não médica, relegada à confraria dos barbeiros, a cirurgia resumia-se a atos operatórios drásticos e muitas vezes brutais, em que a preservação dos tecidos ficava em segundo plano. O homem que escreveu as linhas acima conhecia bem tal situação. Ambroise Paré (1517-1590) era de uma de uma família de barbeiros-cirurgiões do interior da França. Trabalhou no Hôtel-Dieu, em Paris; como não sabia grego nem latim, foi recusado pela universidade. Tornou-se então cirurgião militar, ocasião em que fez a revolucionária experiência acima e que foi apenas o início de uma longa série de contribuições à cirurgia. Paré criou novos instrumentos e próteses; introduziu importantes modificações na técnica operatória, por exemplo, na ligadura de vasos. Não é de admirar que se tenha tornado o cirurgião de quatro reis de França, Henrique II, Francisco II, Carlos IX, Henrique III. Criticado por suas inovações, Paré respondeu altivamente a um de seus adversários: "Não te atrevas a me ensinar cirurgia, tu que nada mais fizeste a não ser ler livros. Cirurgia aprende-se trabalhando com as mãos e os olhos". Como Vesálio, era um adepto fervoroso da prática; e, quando publicou sua obra completa, fê-lo em francês, não em latim.

Salvou a vida de numerosos nobres, mas também tratou Coligny, líder dos huguenotes — o que quase lhe custou a vida, nos massacres da Noite de São Bartolomeu; teria sido executado pelos furiosos católicos se o rei não intercedesse em seu favor. Modesto, disse de um oficial a quem salvara: "Eu cuidei dele; Deus o curou".

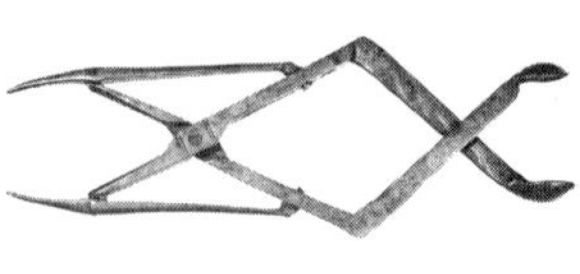

Adoecem muito poucos, e esses, que adoecem, logo saram.

Mais ou menos à época em que Vesálio lançava as bases para a exploração científica do corpo humano, em que Paré revolucionava a cirurgia e em que Fracastoro lançava a hipótese da transmissão de doenças através de *seminaria*, em 1549, o padre Manuel da Nóbrega escrevia em carta a frase acima, gabando a salubridade da terra brasileira. Nesse sentido, confirmava a carta de Pero Vaz de Caminha: "A terra em si é de muito bons ares".

Havia doença, contudo, tanto entre a população indígena como entre os colonizadores. Afastando os pajés, os jesuítas encarregaram-se da assistência médica aos enfermos. Vários desses sacerdotes, observa Lycurgo Santos Filho, tinham estudado medicina; faziam partos, sangravam, curavam feridas. Ao mesmo tempo, o branco introduziu novas doenças. A varíola, vinda tanto da Europa como da África, por intermédio dos escravos, dizimou grande parte da população indígena. Também a tuberculose foi trazida pelos brancos. A malária já existia no Brasil, bem como a bouba.

Os jesuítas tinham as suas enfermarias, lugar onde acomodavam os doentes. Depois, as Irmandades da Misericórdia criaram as Santas Casas. Discute-se qual foi a primeira, se a de Santos, Salvador ou Olinda. Todas foram criadas em meados do século XVI. No final do século foi regulamentado o exercício da profissão de físico, de cirurgião e de barbeiro. Ao mesmo tempo leprosos e variolosos eram isolados e medidas de saneamento básico foram adotadas.

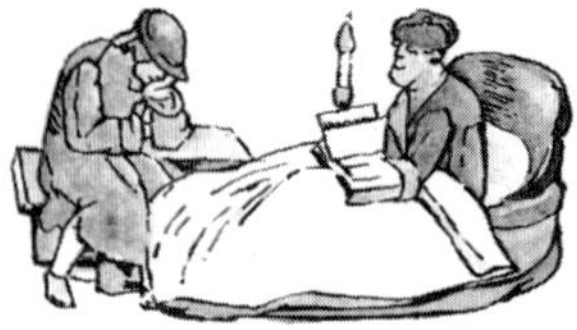

Aqueles que denominamos monstros, monstros não são diante de Deus, pois só Deus é capaz de distinguir e apreciar, na imensidade de sua obra, as formas infinitas que imaginou [...] Tudo o que emana da infinita sabedoria de Deus é belo e decorre de leis gerais; mas as relações das coisas entre si e sua hierarquia escapam-nos. "O homem não se admira do que vê amiúde, ainda que ignorando a origem; mas denomina prodígio aquilo que nunca viu" (Cícero).

Dizemos daquilo que se afasta da nossa experiência habitual que é contrário à natureza; mas tudo obedece às leis desta. A razão universal e natural deve neutralizar em nós a surpresa que a novidade provoca.

No ensaio denominado *A propósito de uma criança monstruosa,* Michel de Montaigne (1533-1592) descreve um caso que observou ("Menino que tinha catorze meses e apresentava aspecto normal [...] ligado a outra criança sem cabeça"). Não é uma observação isolada, a sua; sete anos antes da edição dos *Ensaios*, Ambroise Paré tinha publicado *Des monstres et prodiges*, com numerosas e grotescas ilustrações (por exemplo, a de um menino com rosto de sapo).

Monstros, reais ou imaginários (centauros, ciclopes), foram

descritos já na Antiguidade, inclusive por Hipócrates, Plínio, Aristóteles e Galeno, que, apesar de sua pretensão à racionalidade, mostravam no tema uma credulidade que chegava às raias do ridículo. Plutarco falava de criaturas nascidas do coito entre homem e égua, um relato que Aristóteles repete.

A Renascença herdou da Antiguidade uma série de crenças sobre a gênese dos monstros. Acreditava-se que uma forte impressão poderia levar a grávida a gerar fetos anormais. "Se uma grávida tem forte desejo de comer ervilhas, dará à luz uma criança com marca semelhante a ervilha", dizia Pietro Pomponazzi, professor de filosofia natural na Universidade de Pádua. Paracelso tinha até um antídoto para essas situações: a criança com o estigma deveria ser submetida ao mesmo estímulo que impressionara a mãe, um equivalente ao *similia similibus curantur* da homeopatia.

Mesmo o sensato Montaigne falava, num ensaio, sobre o poder da imaginação. Tanto ele como Paré citavam o caso de uma jovem que tinha nascido peluda — porque a mãe, grávida, havia mirado um quadro de são João vestido com peles de animais. Observações desse tipo reforçavam a crítica ao excesso de imagens religiosas, feita pela Reforma. "O movimento iconoclástico que sacudiu a Europa do século XVI certamente contribuiu para a popularidade das histórias segundo as quais a visão de imagens engendrava monstros", diz Marie-Hélène Huet. Malebranche, que era padre, contava o caso de uma mulher que, "tendo olhado longamente o retrato de são Pio no dia de sua canonização, deu à luz uma criança que era idêntica ao santo". Também não faltavam marcas misteriosas, como a do monstro de Ravena, em cujo peito havia um ipsilone, uma cruz, uma meia-lua. Afinal a palavra *monstro* vem do latim *monstrare*, ou seja, o seu aparecimento mostrava algum desígnio divino, que tinha de ser interpretado.

Aos poucos, uma visão mais científica do assunto foi se afirmando. Francis Bacon insistiu numa separação entre fenômenos naturais e supernaturais. Um melhor conhecimento do processo da reprodução, que veio com a descoberta do espermatozóide e do óvulo, reforçou essa tendência. O estudo científico dos monstros, a teratologia, começou com William Harvey (1651), que atribuiu o surgimento de criaturas deformadas a anomalias no curso do desenvolvimento embriônico. A "razão universal e natural", mencionada por Montaigne, veio afinal a se afirmar.

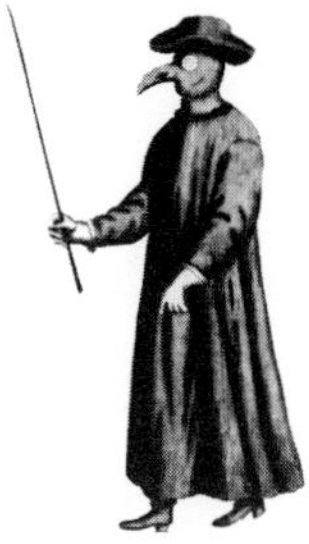

De todos os homens, os mais espirituosos são os melancólicos.

Espirituoso sem dúvida Robert Burton (1577-1640) foi, e resignado também, ao escrever *A anatomia da melancolia*, considerado por sir William Osler como "o maior tratado médico escrito por um leigo". Professor de teologia em Oxford, Burton combina em sua maciça obra (a princípio publicada com o pseudônimo de Democritus Junior) citações, superstições, mitologia e passagens de sua própria vida. "Mulheres tolas, bêbadas, avoadas dão à luz crianças parecidas com elas próprias, lentas, lânguidas. Se um homem come alho, cebola, jejua demais, estuda com muita obstinação, preocupa-se, tem o ânimo embotado, pesado, se sua mente vagueia, se a perplexidade e o medo o afligem, seus filhos serão melancólicos" — ponderações que podem refletir o ressentimento de Burton em relação aos próprios pais, a quem acusava de escasso afeto.

Na introdução do livro, descreve Democritus sob uma árvore, sentado com um livro sobre os joelhos: "Sobre sua cabeça aparece o céu/ e nele Saturno, o deus da Melancolia". Essa descrição de certo modo se assemelha à clássica gravura de Dürer, que representa a Melancolia como estranho anjo: uma mulher de asas, sentada com o rosto apoiado na mão, descabelada, desarrumada, cenho franzido; ao redor, um sino, uma ampulheta, um globo, um compasso, escada, pregos, objetos que lembram ciência, arte, conhecimento, trabalho, mas em extrema confusão. "Democritus" enumera as modalidades da melancolia: Ciúme, Solidão, Hipocondria, Paixão, Religião. "Não bastassem o descontentamento e a miséria", continua mais adiante, "o homem é um demônio para seu semelhante; nós nos castigamos e perseguimos uns aos outros, estudamos modos de nos prejudicarmos, de nos ferirmos mutuamente com ódio, abusos e injúrias; como aves rapinantes predamos, devoramos [...]"

Burton não foi, obviamente, o primeiro a escrever sobre o tema. Os antigos gregos reconheciam três tipos de doença mental, frenite (delírio), mania e melancolia. Sintomas como rejeição ao alimento, medo de animais, a fantasia de ter cobras no ventre e o desejo de morrer eram descritos nos melancólicos já no século V a. C. A mudança rápida de humor, a insônia, a intolerância foram notadas por Areteu da Capadócia em seu tratado sobre as doenças. No século IV d. C. um novo termo surgiu, a acídia. Designava uma vaga sensação de torpor, de lassidão, de esgotamento físico e mental que acometia anacoretas e membros de comunidades monásticas no deserto egípcio, perto de Alexandria. A ocorrência de pensamentos libidinosos fazia com que a acídia fosse rotulada de "demônio do meio-dia".

A Renascença trouxe um novo interesse na melancolia. Vários tratados sobre o assunto apareceram nos séculos XVI e XVII, correspondendo a um estado de espírito prevalente sobretudo na Inglaterra; o reverendo John Donne, autor de versos famosos ("Não perguntes por quem os sinos dobram, eles dobram por ti"), descrevia nos seus sermões "uma sensível decadência na ordem universal, o sol mais fraco e desmaiado, os homens com estatura menor e longevidade diminuída, e a cada ano novos tipos de vermes, de insetos, de doenças". Em suma, o "desencantamento do mundo" de que fala Max Weber.

Burton endossava a teoria humoral de Galeno, segundo a qual a melancolia devia-se a um excesso de bile negra (do grego *melanos*, "negro"; *chole*, "bile"), mas já outras teorias estavam aparecendo, refletindo as idéias mecanicistas que, introduzidas por Descartes, começavam a se difundir. William Cullen dizia que a melancolia resultava de uma certa "secura do cérebro, que, por falta de líquido, tem densidade menor".

No século XVIII, o termo *depressão* deslocou melancolia; o psiquiatra Emil Kraepelin introduziu, em 1899, os conceitos de psicose maníaco-depressiva e de depressão involutiva, enquanto Adolf Meyer falava nos "fatores reativos". Daí surgiu a divisão da depressão em exógena, ou reativa, e endógena, sem causa aparente. A investigação dos fatores bioquímicos envolvidos na depressão deu origem a um grande número de medicamentos empregados com sucesso no tratamento de muitas situações.

Burton acreditava nos médicos ("Admiráveis aos olhos dos grandes homens"), mas gostaria que usassem menos remédios, menos purgas. Para ele, a cura da melancolia é outra: "O sofrimento escondido estrangula a alma, mas quando o revelamos a algum amigo discreto, seguro, afetivo, é instantaneamente eliminado. O conselho de um amigo, como o vinho da mandrágora, atenua nossas preocupações". Uma observação que antecipa o advento da psicoterapia.

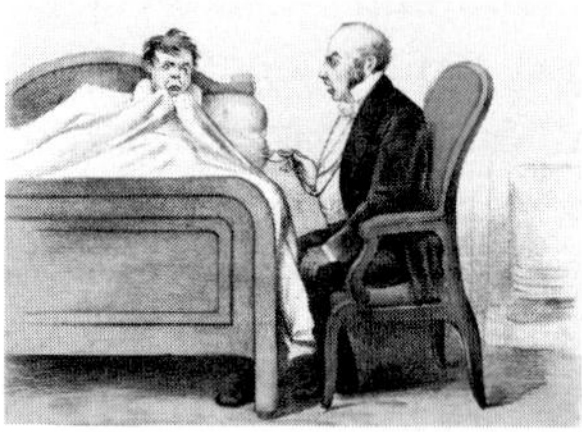

Os pacientes nunca ficavam muito tempo sob seus cuidados. Em três dias, estavam curados. Ou mortos.

Esta descrição foi aplicada ao trabalho médico do belga Johannes Baptista van Helmont (1577-1644), um discípulo de Paracelso e expoente da iatroquímica, doutrina que fundia medicina, química e alquimia. Perseguido por visões em criança, Van Helmont pensou primeiro em se dedicar à magia, depois estudou filosofia e terminou na medicina como um galenista fervoroso. Diz-se que mudou de rumo por causa de um curioso incidente. Uma elegante senhora deixou cair a luva e o jovem Van Helmont apanhou-a. Mas a dama tinha sarna. Instantaneamente infestado (o que parece pouco provável), Van Helmont procurou uma solução na obra de Galeno, para quem o tratamento seria uma violenta purga. O médico-paciente não apenas não se curou da escabiose, como passou muito mal. Livre afinal do parasita por uma prescrição de Paracelso, de quem se tornou seguidor, decidiu combater as idéias galênicas, o que, na Espanha, lhe trouxe problemas com a Inquisição: chegou a ficar preso por dois anos.

Van Helmont contestava a idéia aristotélica dos quatro elementos do universo. Para ele, havia um único elemento importante, a água: a Bíblia diz que Deus, no segundo dia, separou as águas que estavam debaixo do firmamento das águas que estavam em cima deste, mas não diz que Deus criou as águas — portanto, elas já existiam. Em termos de organismo, acreditava que cada processo vital era regulado por um *archeus*, força espiritual; mas, ao mesmo tempo, sustentava que fermentos (enzimas) desempenhavam um papel importante nas funções orgânicas. Também não acreditava na concepção galênica da doença como uma desordem dos humores, mas a atribuía a um agente externo que era preciso combater, não com sangria e purga (como sabia de experiência própria), mas através de produtos químicos; era, como Paracelso, um fervoroso adepto do mercúrio (Francesco Mercurio foi o nome que deu ao filho — que aliás se encarregou depois da impressão da obra do pai). Sua medicina era agressiva e, dizia-se, o tratamento não durava muito: ao fim de três dias o doente estava recuperado — ou morto.

Talvez Van Helmont não tivesse sido um bom médico, mas era um excelente químico. O termo *gás* foi por ele cunhado a partir de "caos", denominação com que Paracelso se referia ao ar. Descobriu o dióxido de carbono, que denominou "gás silvestre". A iatroquímica era uma alternativa para o mecanicismo cartesiano (que acabou predominando) e a precursora da moderna química orgânica.

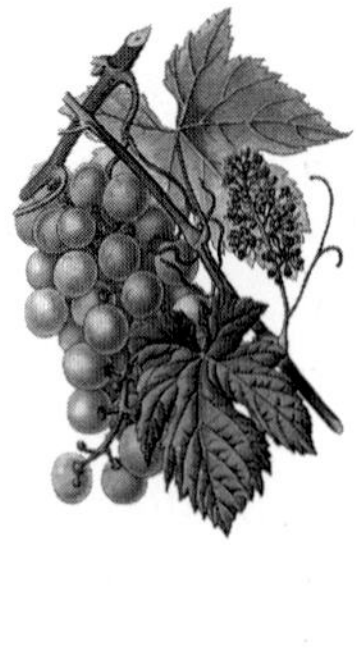

Sou obrigado a concluir que o sangue percorre sem cessar um circuito circular, que é função do coração propeli-lo através da pulsação, e que é esta a única razão para que o coração pulse.

A cautela com que William Harvey (1578-1657) faz a afirmação é explicável: ele sabia muito bem, ao escrever sua obra (*De motu cordis*), que estava refutando a ainda aceita doutrina galênica: para Galeno, o fígado era o centro da circulação; transformava o alimento digerido em sangue, que circulava só pelas veias — pelas artérias fluía o pneuma, princípio essencial para a vida. Idéias que Harvey desfez mediante cuidadosas experiências em animais. O seu conceito de circulação representou para a fisiologia o mesmo que o trabalho de Vesálio na anatomia: introduziu um novo paradigma médico. René Descartes (1596-1650) conceberia, no *Tractatus de homine,* o corpo humano como uma máquina ativada pelo calor coletado pelo sangue. Giorgio Baglivi (1668-1706) falaria no coração e vasos como um sistema hidráulico. Ou seja: o mecanicismo, precursor da Revolução Industrial, fazia sua entrada na medicina.

Filho de um bem-sucedido homem de negócios, Harvey freqüentou os melhores colégios ingleses, mas escolheu estudar medicina na Universidade de Pádua, onde lecionavam famosos anatomistas como Gabrielle Fallopio e Gerolamo Fabrizio d'Acquapendente (e onde, a propósito, Galileu Galilei era professor de matemática). Regressando, recebeu uma série de cargos importantes; médico de prestígio, tinha entre seus pacientes o rei James I e o filósofo sir Francis Bacon.

As teorias de Galeno sobre a circulação já haviam sido refutadas por outros, incluindo Vesálio e o espanhol Miguel Servet, este um espírito independente que, por heresia religiosa, foi queimado na capital calvinista, Genebra (seus trabalhos sobre circulação o acompanharam na fogueira). Mas Harvey fez a mais completa descrição do sistema circulatório, faltando apenas a menção aos capilares que ele, não dispondo de microscópio, não poderia ter observado. Foi até o fim na sua tarefa de demolir as idéias galênicas, e há um momento em que o faz com paixão: referindo-se aos poros que, segundo Galeno, permitiam que o sangue passasse do ventrículo direito para o esquerdo, a fim de se misturar com o pneuma, ele afirma, incisivo: "*Damn it, no such pores exist*". O derradeiro golpe num conceito que tinha atravessado séculos.

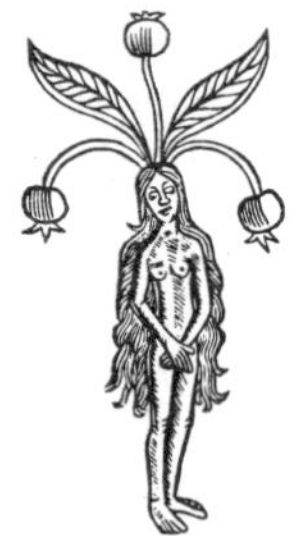

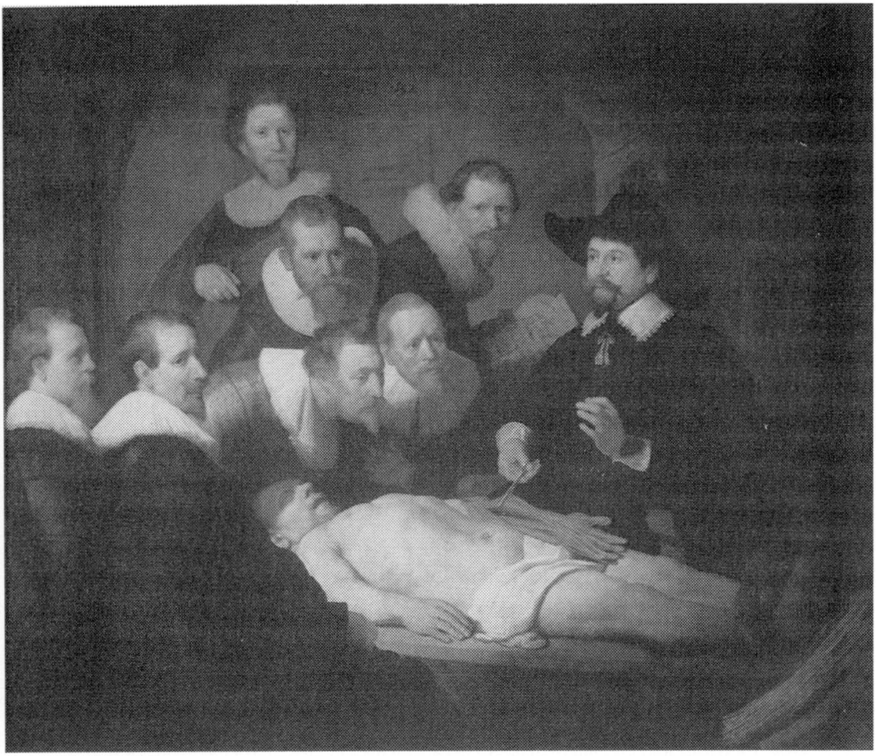

Vi o sangue, fluindo em diminutas correntes através das artérias.

A descrição que Harvey fez do sistema circulatório foi completada por Marcello Malpighi (1628-1694), que para isso usou um instrumento descoberto na Holanda: o microscópio. A Renascença não se contentava em perscrutar os céus através de telescópios. Queria também visualizar o minúsculo, um propósito que se transformou em realidade na pequena mas progressista Holanda. Ali, havia muito trabalhava-se com lentes; poli-las era o ganha-pão do filósofo Spinoza, um fugitivo da Inquisição portuguesa. A combinação de lentes num microscópio provavelmente foi feita em 1590 pelos irmãos Johannes e Zacharias Jansen. Mas as primeiras explorações do mundo microscópico foram feitas por um cortineiro de Delft, Antoine van Leeuwenhoek (1632-1723), que começou usando lentes para contar o número de fios nos tecidos usados para cortinas. Com um microscópio rudimentar passou a examinar, sem nenhum propósito definido, água estagnada (na qual descobriu os infusórios), pequenos insetos, anfíbios. Surpreendia-o a quantidade de seres vivos que encontrava — por exemplo, nos restos de alimento em sua própria boca: "São mais numerosos que os habitantes dos Países Baixos", escreveu.

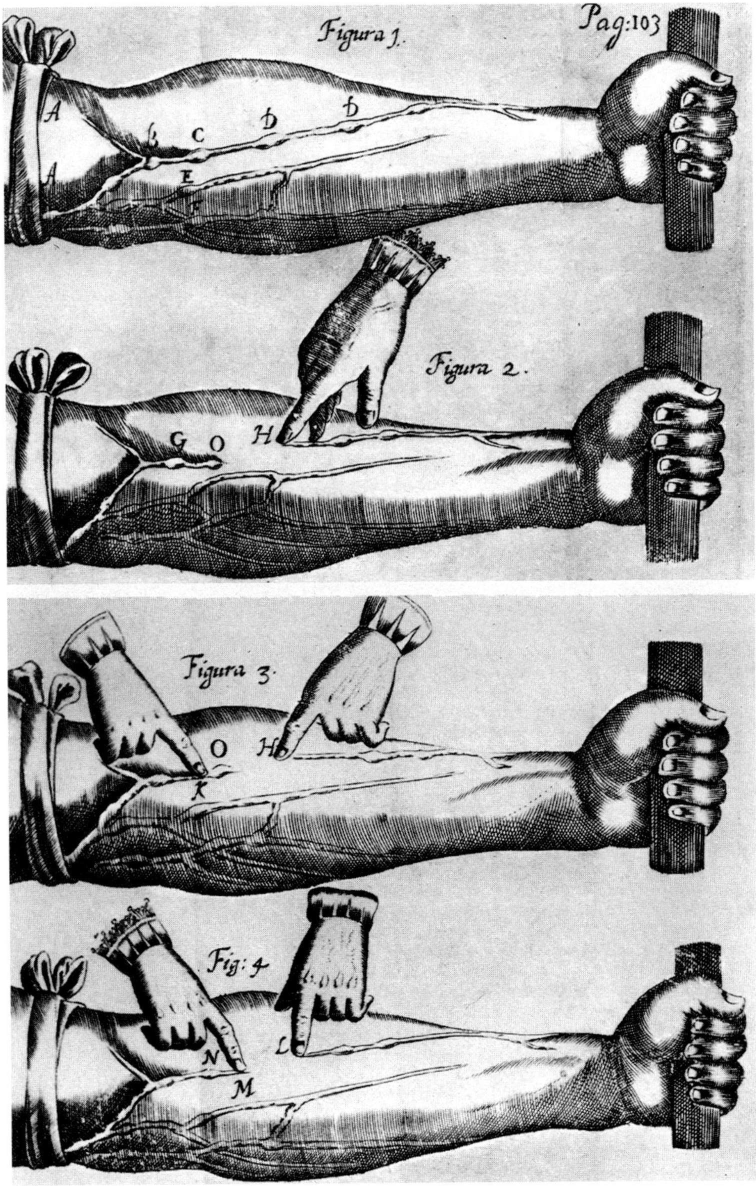
Pag:103
Figura 1.
A
B
C
D
D
A
E
F
Figura 2.
G
O
H
Figura 3.
O
H
K
Fig: 4
N
L
M

A essa altura, Malpighi já tinha feito a observação acima, que Van Leeuwenhoek confirmou, examinando, na cauda de girinos vivos, a circulação: "A coisa mais notável que já vi". E acrescentava: "As artérias levam o sangue para todas as partes do corpo, as veias o trazem de volta". Seus trabalhos foram divulgados pelo anatomista Reinier de Graaf (1641-1673), descobridor do folículo ovariano. Por outro lado, Jan Swammerdam (1637-1680) descreveu as células vermelhas do sangue.

Tanto do ponto de vista microscópico como macroscópico, a anatomia desenvolveu-se muito na Holanda. Enquanto em outros países os médicos ainda estavam roubando cadáveres, Rembrandt mostrava, num quadro hoje famoso (*A lição de anatomia*), o professor de anatomia de Amsterdam, Nicholas Tulp, dissecando junto com seus discípulos.

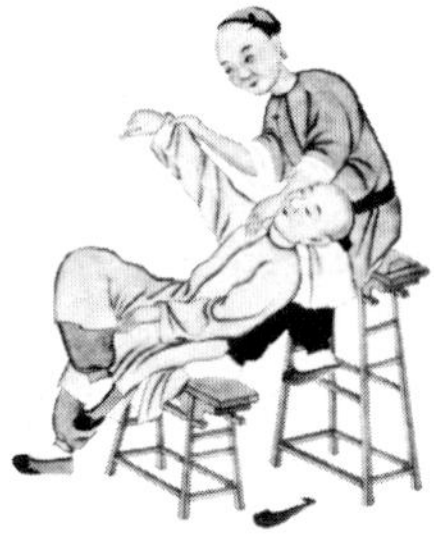

Ubi est morbus?

Onde está a doença? Esta foi a pergunta que Giambattista Morgagni (1682-1771) dedicou-se a responder, ao longo de sua extensa carreira. Aluno do grande anatomista Antonio Maria Valsalva, de quem se tornou assistente, Morgagni lecionou anatomia durante 56 anos na Universidade de Pádua, numa cátedra que tinha sido ocupada por Vesálio e Fallopio, entre outros. Primariamente um anatomista, Morgagni empenhou-se contudo em correlacionar os dados de necrópsia com a história clínica, o que o tornou o fundador da anatomia patológica. Sua principal obra é *De sedibus et causis morborum per anatomen indagatis*. As vívidas descrições que faz dos pacientes antecipam a causa da morte: "N. Ferrarini, um padre de Verona [...] com 34 anos; o cabelo estava grisalho, a face muitas vezes congesta; era um homem esguio, mas não magro; embora parecesse alegre e espirituoso, mostrava-se muito ansioso e propenso à fúria". Pouco surpreende que o padre Ferrarini tenha morrido subitamente, e que a necrópsia tenha revelado uma hemorragia cerebral, sem dúvida resultante de um acidente vascular por hipertensão. Morgagni afirmava que, nesses casos, a causa do sangramento não era uma lesão do cérebro, mas sim das artérias. Também notou que a paralisia resultante afetava a metade do corpo oposta à da lesão.

O trabalho de Morgagni representa um golpe definitivo na idéia de fluxos invisíveis como causadores de doença. François Xavier Bichat (1771-1802), o primeiro a fazer uma classificação dos tecidos do corpo e a diferenciar entre funções da vida vegetativa e da vida de relação, escreveu: "Durante muito tempo a medicina ficou excluída das ciências exatas. Mas terá direito a incluir-se nelas quando o exame clínico rigoroso combinar-se com o exame das alterações orgânicas. De que serve a observação, se se desconhece o lugar da enfermidade? Podem-se tomar notas durante vinte anos sobre um paciente; nada resultará disso, a não ser confusão. O resultado das autópsias esclarece a obscuridade".

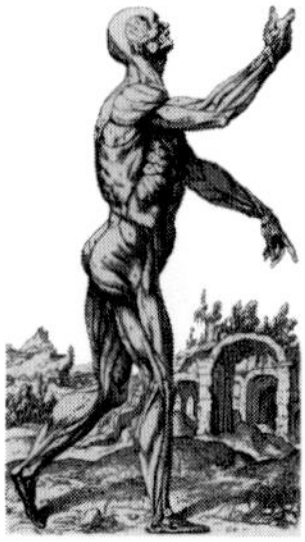

Visitando a casa de um pobre, o doutor deve se contentar com um banquinho, em lugar da cadeira de espaldar alto; deve examinar o paciente com cuidado; e, às perguntas recomendadas por Hipócrates, deve acrescentar mais uma: qual é a sua profissão?

Bernardino Ramazzini (1633-1714) é considerado o fundador da medicina ocupacional, e o trecho acima, extraído de seu *De morbis artificum,* mostra por quê: excelente clínico, professor na Universidade de Modena, era um homem preocupado com a saúde dos pobres, sobretudo dos trabalhadores. Em seu livro, faz uma classificação das doenças segundo a ocupação dos pacientes: mineiros, químicos, trabalhadores em prensa de azeite (e outros "envolvidos em trabalho sujo") e, curiosamente, judeus que, obrigados a trabalhar (como alfaiates, por exemplo) em lugares confinados, sofriam dos olhos, dos pulmões, das pernas.

Na senda de Hipócrates e Sydenham, Ramazzini estudou as epidemias nas províncias da Itália setentrional. Não apenas as doenças humanas, como a varíola; diante de uma epizootia que ameaçava dizimar os rebanhos, ele pôs-se a campo, preconizando medidas de isolamento e quarentena. Ramazzini aceitava a idéia das "sementes" infecciosas proposta por Fracastoro, e agia de acordo com ela.

Os grandes problemas de saúde ocupacional viriam a surgir depois de Ramazzini, com a Revolução Industrial, que levou milhões — homens, mulheres, crianças — para as fábricas. A pergunta básica que formulou — qual a sua profissão? — viria então a ter importância dramática.

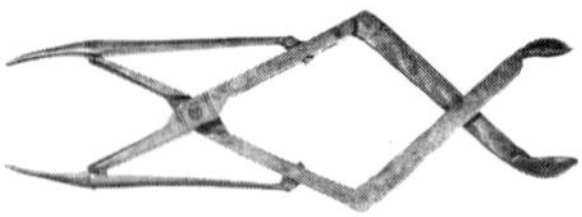

Duro destino está reservado a essa gente. Durante a infância os pobres coitados são tratados com grande brutalidade [...] Eles têm de se enfiar por estreitas e muitas vezes escaldantes chaminés, onde se ferem e se queimam. Quando chegam à puberdade são particularmente sensíveis a uma doença letal, aparentemente causada pela fuligem na pele do escroto.

Sir Percivall Pott (1714 -1788) foi o primeiro a associar o câncer com produtos de alcatrão. As lesões escrotais dos limpadores de chaminés, que realizavam seu trabalho nus, eram atribuídas a doença venérea. Sua observação, feita em 1775, veio a ser confirmada 140 anos depois, quando Katsusaburo Yamagiwa (1863-1930) e Koichi Ichikawa (1888-1948), no Japão, mostraram que o alcatrão friccionado na orelha de um coelho tem efeito carcinogênico.

Notável clínico e cirurgião, professor de médicos famosos como John Hunter, Pott tem seu nome associado com várias condições. A mais conhecida é o mal de Pott, a lesão da coluna vertebral resultante de tuberculose (cujo agente causador, obviamente, só foi descoberto um século depois). Sua obra maior é *Observations on the nature and consequences of wounds and contusions of the head*, onde faz um estudo dos traumatismos cranianos. A importância de Pott pode ser resumida no epitáfio escrito por seu filho: "Original nas idéias, rápido no julgamento e decisivo na ação, ele fez um bom uso do seu conhecimento".

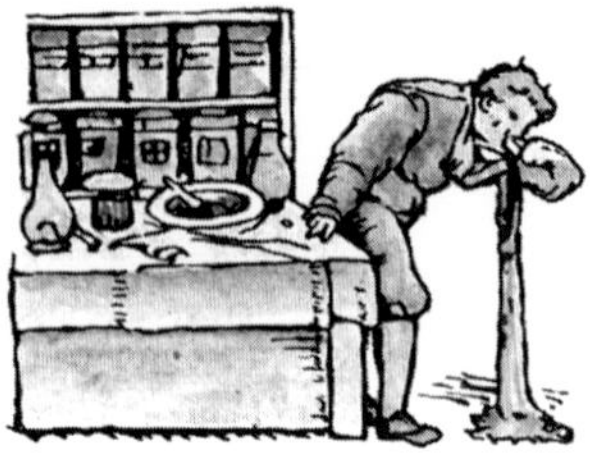

Medicina é a arte de utilizar com propriedade princípios físico-mecânicos, com o objetivo de preservar ou restaurar a saúde [...] Usando os princípios da física, a medicina é ciência; dependendo da prática, ela é arte.

Com Georg Ernst Stahl, William Cullen, John Brown, Théophile de Bordeu, Friedrich Hoffmann (1660-1742), o autor do texto acima (extraído de *Fundamenta medicinae*), fazia parte de uma corrente de pensamento que buscava encontrar processos orgânicos gerais para explicar as doenças. Prolífico escritor, professor de grande sucesso na Universidade de Halle e um adepto das idéias do filósofo e matemático Leibniz (que postulava a existência universal de partículas energéticas, as mônadas), Hoffmann exerceu grande influência na medicina de seu tempo. Dentro de sua concepção mecanicista do organismo, dizia que as fibras componentes do corpo humano mantinham um "tônus" apropriado, controlado por um fluido emanado do cérebro. A manutenção da saúde consistia em manter o tônus adequado, em evitar a distonia, e para isso Hoffmann usava, conforme o caso, sedativos ou estimulantes. Já William Cullen (1710-1790), autor de um texto que orientou gerações de médicos, *First lines of physics* (notar que "médico" e "físico" eram termos intercambiáveis), falava de uma "energia nervosa"; seu discípulo, o alcoólatra e viciado em drogas John Brown (1735-1788) considerava a "excitabilidade" a base da saúde; dividia as doenças em "astênicas", nas quais faltava energia, e "estênicas" — o contrário. Para Stahl, que se opunha ao materialismo de Hoffmann — os dois eram inimigos —, a energia vital era a *anima*, vinda diretamente de Deus. Théophile de Bordeu (1722-1776) dizia que estômago, cérebro e coração elaboravam secreções que, circulando no sangue, mantinham a saúde. A idéia de energia somava-se assim à de mediadores químicos, de certa forma antecipando descobertas modernas, tais como a dos hormônios.

Cullen propôs uma classificação das doenças, baseada nos sinais patognomônicos, característicos de cada enfermidade. Nisso também estava de acordo com as idéias de seu tempo. O sucesso de Lineu, classificando animais e plantas, inspirou vários médicos na busca de taxionomias; por exemplo, Philippe Pinel, que desempenharia um papel importante na mudança de atitude em relação ao doente mental, fez sua classificação das enfermidades mentais. Todas essas tentativas, contudo, foram efêmeras; mas — de novo — antecipavam uma tendência, consumada na atual Classificação Internacional das Doenças.

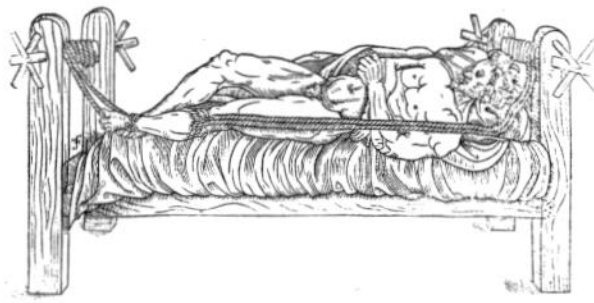

Para mim, o progresso da medicina depende das seguintes condições: Em primeiro lugar é preciso que se tenha uma história da doença, que seja ao mesmo tempo descritiva e natural. Em segundo lugar é preciso que se recorra a uma Práxis ou Método, que respeite a história da doença, e que seja exato e consistente. Descrever uma doença é fácil. Mais difícil é descrevê-la em sua história natural.

O progresso científico verificado entre os séculos XV e XVII resultou em revolucionários conhecimentos para a medicina. A prática clínica, contudo, não tinha avançado em ritmo similar; tal atualização deve-se em grande parte ao "Hipócrates inglês", Thomas Sydenham (1624-1689). Mente privilegiada, Sydenham dedicou-se não à dissecção, como Vesálio, ou às observações fisiológicas, como Harvey, ou à microscopia, como Malpighi: seu lugar era ao lado do doente. Deixou brilhantes descrições da febre reumática, da coréia — doença caracterizada por movimentos descoordenados — que leva seu nome, da gota; estabeleceu a diferença entre sarampo e escarlatina. À época, epidemias eram freqüentes em Londres, o que permitiu a Sydenham observar grande número de casos de uma mesma doença, estabelecendo um padrão para cada uma delas. Valorizava muito o conceito de história natural, introduzido por Francis Bacon; para ele, cada doença seguia um curso constante e absolutamente previsível (no caso de doenças infecciosas: a transmissão, o período de incubação, os pródromos, a emergência dos sinais e sintomas, e depois a cura, a cronificação ou a morte), o que permitia uma classificação em "espécies definidas, como são as classificações dos botânicos" (*Medical observations concerning the history and cure of acute diseases*). Um empreendimento ao qual, no entanto, não se dedicou: preferia usar o raciocínio no tratamento de pacientes. Como Hipócrates, acreditava no poder curativo da natureza (*vis medicatrix naturae*). A ele deve-se a introdução da tintura de ópio, que tem o seu nome, e também do quinino. A casca da planta foi, segundo a tradição, trazida de Lima para a Espanha pela condessa de Cinchón (daí o nome), cujo marido, o vice-rei do Peru, se havia curado de febres com o uso do produto; posteriormente, os jesuítas assumiram o virtual monopólio da importação da quina para a Espanha e a Itália; daí o nome "casca jesuítica". O quinino não só era usado no tratamento da malária, ainda comum na Europa, mas como um tônico geral — até recentemente vendia-se no Brasil a "água tônica de quinino".

Sydenham também estudou as epidemias que ocorriam em Londres. Também na tradição hipocrática, valorizou o meio ambiente na transmissão de doenças. Ainda que lhe faltassem conhecimentos das disciplinas básicas, foi uma figura importante: desenvolveu o raciocínio clínico e reforçou, na medicina, a preocupação com o paciente.

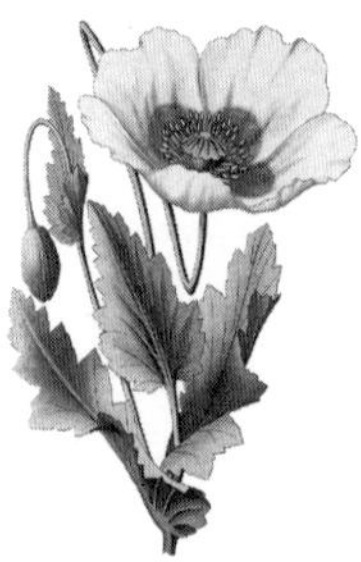

Quando um médico vos fala de ajudar, de socorrer, de suavizar a natureza, de lhe retirar os excessos e de lhe dar o que falta, de restaurá-la e de colocá-la na plenitude de suas funções, quando ele vos fala de purificar o sangue, de refrescar as entranhas e o cérebro, de descongestionar o baço, de restaurar o peito, de reparar o fígado, de fortificar o coração, de restabelecer e conservar o calor natural, quando ele diz ter segredos para estender a vida por longos anos, ele nada mais faz do que o romance da medicina. Mas quando chegais à verdade e à experiência, nada encontrais de tudo isso; são como sonhos que, quando despertais, nada mais vos deixam que a desilusão de neles ter acreditado.

O desabafo de Béralde, no terceiro ato de *O doente imaginário* (1673), nada mais é que a voz do próprio autor, Jean-Baptiste Poquelin, que passou à História com o nome de Molière. Tendo vivido (1622-1673) no *Grand Siècle*, ele testemunhou uma das fases mais interessantes da história da França — e da história da medicina. É a época do longo reinado de Luís XVI, o rei sol, um período de estabilidade política e social, de êxitos militares, de elegância e de sofisticação.

A medicina adquiriu então um status incomum, graças, em primeiro lugar, à Faculdade de Paris, na qual não entrava ninguém que não falasse latim, o idioma médico de então, que não fosse católico e de boa família. O estudo era eminentemente teórico e concluía com a apresentação de uma tese. Alguns dos assuntos (quase sempre formulados sob forma de interrogação): o espirro é um ato natural? De que parte do corpo de Cristo provinha a água que jorrou quando o trespassaram com uma lança? A dor de dentes é sintoma de paixão amorosa? É a mulher mais lasciva que o homem? É o amor bom para a saúde (*An Venus salubris*)? São os bebedores de vinho amáveis, os bebedores de água morosos? Deve-se levar em conta as fases da Lua ao cortar o cabelo? A libertinagem é causa de calvície? (Estas duas últimas questões lembram a associação entre médicos e barbeiros, que eram os cirurgiões de então, mas não gozavam de muito prestígio; nas aulas de anatomia o professor não se dignava a pegar o bisturi: era um barbeiro que procedia à dissecção.)

Os métodos de diagnóstico eram escassos. Baseados em Hipócrates, consistiam na avaliação do pulso, segundo uma complicada classificação ("igual-desigual", "desigual-igual", "desigual intermitente", "em cauda de rato", "formigante", "vermicular", "convulsivo"), da febre, considerada uma "tentativa da natureza para cozer os humores corruptos" e igualmente classificada em vários tipos (simples, héctica, contínua, intermitente), do aspecto e do cheiro das fezes. As doenças eram agrupadas em dois tipos: por excesso, ou pletora, ou por escassez. Combatia-se a pletora purgando e sangrando. Mas havia também medicamentos. Um destes era o bezoar, bola de pêlos ou concreção calcárea encontrada no estômago de alguns animais. Tido como eficaz contra venenos e a peste, o bezoar alcançava altos preços. O quinino, cujo uso os jesuítas tinham aprendido com os índios do Peru, era eficaz no tratamento da malária, mas o mesmo não se pode dizer do antimônio, introduzido na mesma época pelo alquimista Johan Thölde. Depois de observar que porcos engordavam com uma ração rica em antimônio, Thölde deu a substância a um grupo de desnutridos monges, que não tiveram a mesma sorte: morreram todos. A Faculdade de Medicina, de início, caracterizou o antimônio como veneno. Contudo, o tratamento antimonial curou Luís XIV de um tifo; de modo que em 1638 a Faculdade voltou atrás e incluiu em seu códice de medicamentos o vinho emético, à base de antimônio. Instalou-se uma polêmica, que terminou no tribunal.

Essas histórias serviam de inspiração a Molière, que voltava constantemente ao tema da medicina, como mostra este diálogo de *Don Juan*, baseado na polêmica do antimônio:

> SGANARELLE: *Eu soube de um homem que há seis dias estava em agonia. Nenhum remédio funcionava. Resolveram dar-lhe antimônio.*
> DON JUAN: *Salvou-se, decerto.*
> SGANARELLE: *Não, morreu.* [...] *Mas que efeito admirável. Não havia jeito de o homem embarcar. Com o antimônio o desfecho veio num átimo: há coisa mais eficaz?*

O doente imaginário é uma comédia de costumes na qual os doutores desempenham um papel importante. Os nomes são sugestivos: monsieur Purgon, monsieur Diafoirus (os diaforéticos, medicamentos que fazem suar, estavam então em grande voga). Como se pode ver pela citação, é o racionalismo cartesiano que informa Molière em sua crítica.

A peça teve grande sucesso. O próprio Molière entrava em cena, no papel de Argan, o doente imaginário, mas participou de apenas quatro apresentações; na última teve uma hemoptise e veio a morrer. A tuberculose da qual sofria estava longe de ser uma doença imaginária.

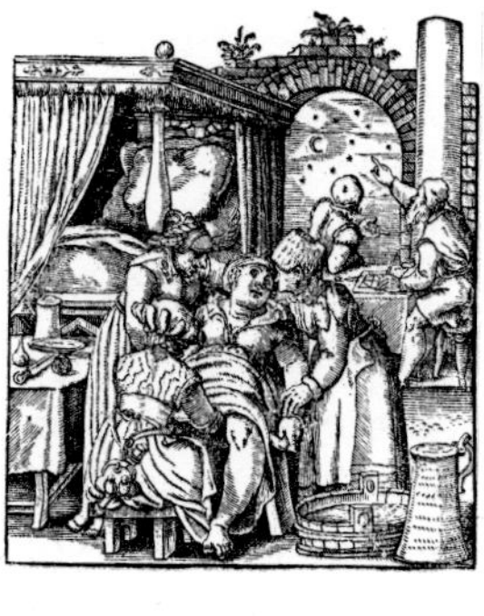

Apresento ao leitor um novo método para a detecção de doenças, descoberto por mim. Consiste na percussão do tórax e na avaliação das condições internas da cavidade de acordo com a ressonância do som assim produzido. Minhas descobertas não foram confiadas ao papel por causa de um incontrolável impulso ou pelo desejo de teorizar. Sete anos de observações tornaram o assunto claro para mim, o suficiente para que eu me sinta em condições de publicá-lo. Sei que encontrarei oposição às minhas opiniões. A inveja e a acusação, o ódio e a calúnia sempre foram o ônus daqueles que iluminaram a arte ou a ciência com suas descobertas.

Filho de um estalajadeiro, Leopold Auenbrugger (1722-1809) aprendeu com o pai a avaliar a quantidade de vinho de uma barrica pela percussão. Quando se formou em medicina, em Viena, teve a idéia — diz-se — de adaptar tal procedimento ao exame do doente. Músico, ele estava familiarizado com coisas como ressonância, timbre, altura do som, o que lhe ajudou muito em seus estudos sobre percussão. Mas, como escreveu em seu *Inventum novum*, do qual o trecho acima faz parte, esperava oposição e até inveja. No que, infelizmente, estava certo: os médicos mais famosos da escola vienense, o barão Gerald van Swieten, de quem Auenbrugger era admirador, e Anton de Haen (autor de um tratado de defesa da bruxaria) não deram muita atenção à percussão. De Haen dizia que tal método só revelaria anormalidades quando fosse tarde demais. Desiludido, Auenbrugger dedicou-se à sua lucrativa prática clínica e a outras atividades — escreveu até um libreto para uma obra musical.

A percussão tinha entrado no palco médico cedo demais. Ficou praticamente esquecida, até que em 1808 o clínico francês Jean-Nicolas Corvisart traduziu o trabalho de Auenbrugger e o divulgou. Tão esquecido estava o *Inventum novum* que Corvisart poderia facilmente clamar para si a autoria do método; honestamente, recusou, dizendo: "A Auenbrugger pertence esta bela descoberta".

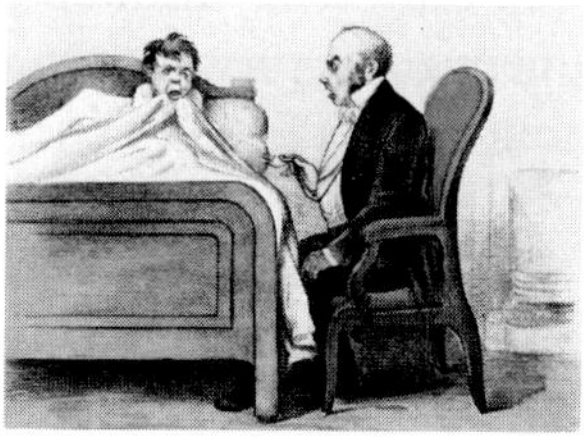

Madame: meu médico em breve me cobrará a quantia de cinco guinéus referente à doença que me passastes. Devo, pois, lembrar-vos da quantia que obtivestes de mim há já algum tempo. Não se trata de pagamento por prostituição e nem de caridade. Foi empréstimo, e prometestes devolvê-la.

James Boswell (1740-1795), advogado, jornalista, escritor, biógrafo de Samuel Johnson e amigo de Voltaire, passou à História não só por suas realizações intelectuais, mas por outra razão, pouco habitual: as suas blenorragias. Não só teve várias (dezenove) como registrou cuidadosamente os episódios em seus diários, o que os torna um precioso documento sobre os costumes, e a medicina, no século XVIII.

Na maioria das vezes, Boswell contraiu a doença de prostitutas de Londres, cidade que visitava freqüentemente (natural da Escócia, de família nobre, residia em Edimburgo). Sua atração por mulheres era tão grande que chegou a consultar Rousseau a propósito de seus *affaires* com senhoras casadas (Boswell: "Como posso expiar o mal que fiz?". Rousseau: "Só fazendo o bem".).

Apesar do arrependimento e das uretrites, Boswell não se emendava. Teve outras doenças, incluindo infestação por *Phtirus pubis* (Registro no diário: "*Discovered beasts. Shaved*".). Numa de suas muitas viagens, consultou, em Pádua, Giambattista Morgagni, com quem falou em latim. "*Libris et cadaveribus versatus sum*", disse Morgagni, que, apesar de versado em livros e cadáveres, não teve muito a dizer a Boswell, a não ser que evitasse tratamentos violentos. Sensata advertência: à época, a blenorragia era tratada mediante instilação de substâncias cáusticas na uretra, com auxílio de uma seringa: procedimento doloroso e perigoso. Mais tarde, ele experimentou a chamada Dieta Líquida de Lisboa, uma infusão de salsaparrilha, sassafrás — e guaiaco, que, depois de ter sido usado na sífilis, continuava popular. Caro, mas ineficaz. Consultou vários médicos famosos, inclusive o dr. Percivall Pott, sem resultado. As reinfecções eram freqüentes, apesar de ele já estar casado: "Eu tinha a minha valorosa esposa na mais alta consideração, mas infelizmente era perseguido pela confusa noção de que minhas relações carnais com prostitutas não interferiam em meu amor por ela". Margareth Boswell parece ter escapado do gonococo porque o marido se abstinha de ter relações com ela quando estava com uretrite. Tentava também adotar precauções: "Peguei uma mulher no Strand. Tinha intenção de desfrutá-la, mas encouraçado". Este "encouraçado" referia-se ao uso do *condom*, que já era conhecido à época; os preservativos dos militares, por exemplo, eram decorados com as cores de seus regimentos.

Boswell tentou então o "sexo seguro". Julgou ter resolvido o problema quando encontrou Anne Lewis, uma atriz separada do marido, aparentemente não promíscua. Quando ela finalmente consentiu num encontro amoroso, Boswell, por causa da ansiedade (em suas palavras), ficou impotente. Finalmente, conseguiu manter uma relação sexual — mas aí novamente teve uretrite. Escreveu-lhe então a patética carta da qual foi extraído o trecho em epígrafe.

William B. Ober, autor de um interessante estudo (*Boswell's clap*, "A gonorréia de Boswell"), concluiu que ele veio a morrer com um quadro de insuficiência renal, talvez uma conseqüência de infecções urinárias, estas por sua vez resultantes do estreitamento uretral. Mas o que realmente o levou a isso, observa Ober, é um comportamento autodestrutivo, ilustrado por um sonho que teve em 1784: um mendigo jogado num monte de esterco tinha a sua pele arrancada à faca por um bandido. Uma punição, diz Ober, que talvez Boswell inconscientemente desejasse para si próprio.

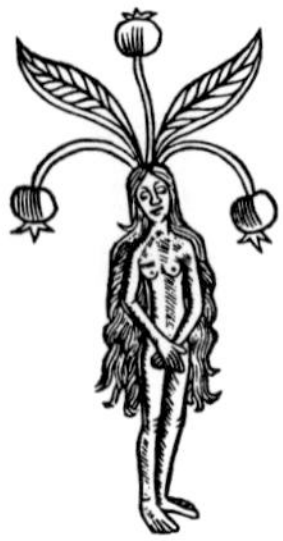

São os nervos, são os nervos,
que matam todos no universo;
mas pelos nervos, pelos nervos,
conquistamos o universo.

A canção popular mostra o imenso prestígio de que Franz Anton Mesmer (1734-1815) gozou em sua época. Graduado em Viena com uma tese chamada "De planetarum influxu", sobre a influência dos planetas na saúde e na doença, Mesmer tornou-se famoso com sua teoria do magnetismo animal, misteriosa força graças à qual era possível curar enfermidades. Em suas palavras: "Levando em consideração o princípio da atração universal, pelo qual os corpos celestes influenciam-se mutuamente e pelo qual as marés são causadas, postulei uma ação dos astros sobre os seres, em particular no sistema nervoso, através de um fluido que tudo penetra." De início, recorrera, em suas curas, a um magneto que lhe fora fornecido pelo padre Hell, astrólogo da corte de Maria Teresa; depois passou a usar as mãos nuas, argumentando: "Tudo quanto toco, vidro, madeira, água, seres vivos, torna-se magnético e exerce influência sobre o doente".

Casado com uma jovem e rica viúva, figura habitual na alta sociedade, amigo de Mozart, Mesmer não tardou a despertar inveja entre seus colegas vienenses. Além disto, envolveu-se num complicado *affaire*: uma de suas pacientes, a jovem srta. Paradis, cuja suposta cegueira Mesmer teria curado, apaixonou-se por ele. À hostilidade dos médicos somou-se a indignação da família; a hostilidade contra ele foi tanta que teve de mudar para Paris. Aí seu sucesso foi ainda maior; gozava da proteção de Maria Antonieta e Luís XVI ofereceu-lhe uma vasta soma para que criasse um Instituto do Magnetismo — projeto abortado, de novo, pela oposição dos médicos franceses. Mesmer não era o único que tinha ascendência sobre a monarquia. À semelhança do que aconteceria depois com a família real russa, dominada por Rasputin, a corte francesa deixou-se fascinar pelo ocultista Giuseppe Balsamo (1743-1795), conhecido como conde de Cagliostro; mais tarde, envolvido em intrigas, Cagliostro teve de fugir para Roma, onde, acusado de herege e maçom, morreu na prisão.

A clínica de Mesmer era imensa; "fui Enciclopedista/ depois economista/ e agora mesmerista", dizia um epigrama da época. Entre os que o procuravam estavam personalidades como madame Du Barry (que se queixava do preço, o que dá uma idéia do quanto ele ganhava). Atendia os pacientes em grupos, recebidos num aposento forrado de grossos tapetes, iluminado com luz suave e perfumado com flores de laranjeira. Sentavam-se ao redor do *baquet*, um grande recipiente contendo água "magnetizada": uma solução diluída de ácido sulfúrico. Do *baquet* emergiam barras de ferro, que os pacientes, mulheres em sua maioria, deveriam segurar. Jovens assistentes, os magnetizadores, sentavam-se junto às mulheres e massageavam-nas. Entrava Mesmer, vestindo um manto lilás e carregando um bastão. Em algum momento, então, ocorreria a "crise": um paciente começaria a gritar, a suar frio e a se debater, o que servia como uma espécie de catarse para o grupo.

Mesmer teve numerosos imitadores, entre eles Elisha Perkins, que criou os *Perkins tractors*, equivalentes aos bastões de metal do *baquet*, e James Graham, introdutor de um "templo de saúde" chamado OWL ("Oh, Wonderful Love"), com banhos magnéticos, dançarinas e outras atrações. Num plano menos fantasioso, seu discípulo, o marquês de Puysegur, desenvolveu a técnica do hipnotismo ("sonambulismo artificial"), sobretudo com os trabalhadores de sua herdade: o calado jardineiro Victor, hipnotizado, tornava-se loquaz. Entre os médicos, entretanto, não tinha apoio. O único que estava a seu lado era Charles d'Eslon, médico do irmão do rei, que chegou a fundar uma sociedade secreta de leigos, a Sociedade da Harmonia, para promover o magnetismo animal. A Academia de Medicina, porém, constituiu, em 1784, uma comissão para estudar o assunto. O presidente era Benjamin Franklin, embaixador americano na França, cientista interessado em eletricidade; dela faziam parte o astrônomo Jean Bailly, o botânico A. L. de Jussieu, o químico Antoine Lavoisier e o dr. Joseph Guillotin, que depois se celebrizaria pelo invento da guilhotina. O relatório, ao qual não falta um tom misógino, dizia: "As mulheres são como cordas musicais que soam em uníssono. Assim, quando a crise ocorre numa mulher, ocorre em outras. As mulheres são sempre magnetizadas pelos homens. Ainda que as relações sejam de médico para paciente, este médico é homem. As doenças não privam as pessoas do impulso sexual, mesmo porque muitas das mulheres que se apresentam para ser magnetizadas não estão doentes. [...] O magnetizador prende os joelhos da paciente entre os seus, de modo que as partes inferiores do corpo ficam em íntimo contato. Além disso, ele toca com a mão as partes mais sensíveis do corpo [...] Não é de admirar que haja excitação sexual [...]". Conclusão: "Nada prova a existência do magnetismo animal; imaginação sem magnetismo pode produzir convulsões; magnetismo sem imaginação nada produz".

A Revolução Francesa terminou com a carreira de Mesmer. Fugiu para Londres, depois para Viena e terminou numa aldeia junto ao lago Constança, onde nascera. Morreu no esquecimento aos 81 anos.

De Mesmer ficou não apenas a expressão *mesmerismo,* mas a idéia da sugestão hipnótica, que depois chamaria a atenção do grande neurologista Jean Martin Charcot (1825-1893), de quem Freud foi discípulo.

A fisiognomia é a expressão da natureza universal [...] Ponhamos um tolo e um sábio lado a lado, vestidos ou disfarçados de qualquer maneira; nós os identificaremos ao primeiro olhar.

O suíço Johann Kaspar Lavater (1741-1801), poeta, teólogo, místico, lançou (em *Physiognomische Fragmente*) as bases da fisiognomia, a identificação do caráter através dos traços fisionômicos. Para isso recebeu a colaboração do notável pintor Johann Heinrich Fuseli; usava tanto retratos como a silhueta, que, introduzida por Étienne de Silhouette, estava em moda, sobretudo nos círculos aristocráticos.

Lavater estudava a face normal, isolando seus elementos anatômicos, os lábios, os olhos, o nariz. Os adeptos da patognomia, por outro lado (entre eles o médico e antiquário inglês James Parsons, amigo de Hogarth), detinham-se mais na expressão da face como um todo ("*the air of the whole face*"). Para Parsons, o médico teria o poder de detectar uma expressão inautêntica, graças a seu conhecimento da fisiologia e da psicologia. Um sinal patognomônico designa, ainda hoje, a marca característica de uma doença.

A fisiognomia teve continuidade com o estudo do crânio, introduzido por Franz Josef Gall (1758-1828). Influenciado por

Morgagni, Gall, que era médico, pesquisou minuciosamente a anatomia cerebral, incluindo o desenvolvimento fetal do órgão. Elaborou uma teoria segundo a qual a certos traços de caráter (cautela, firmeza, benevolência, combatividade) corresponderiam centros cerebrais. Mais que isso, tais centros teriam expressão craniana, sob a forma, principalmente, de protuberâncias; por exemplo, as bossas frontais, sinal de inteligência (a expressão "ter bossa" talvez venha daí). O termo *frenologia*, para designar o diagnóstico de característicos psíquicos (sentimento, inteligência) através da conformação do crânio, e a modificação desses característicos mediante influências morais, foi introduzido por Johan Georg Spurzheim (1776-1832), que teve entre seus discípulos o advogado escocês George Combe, e seu irmão, o médico Andrew Combe.

Sem demora a frenologia tornou-se verdadeira mania. Nos Estados Unidos conquistou adeptos entre figuras tão conhecidas como Walt Whitman e Edgar Allan Poe: os frenologistas eram a atração maior nos parques de diversão. Spurzheim, que visitou o país, foi recebido com homenagens; quando faleceu, em Boston, *The American Journal of Medical Sciences* afirmou: "O profeta partiu, mas seu manto está sobre nós". Que esse manto fique do outro lado do Atlântico, comentou, azedo, *The London Medical Gazette*. O periódico não estava só em sua crítica. "Não entendo como dois frenologistas se olham sem rir um do outro", disse o político (foi o segundo presidente dos Estados Unidos) John Quincy Adams. O artista e humorista inglês George Cruikshank (1792-1878) criou um "especialista em protuberâncias", Deville, que explora no crânio "cada elevação, cada saliência: aqui estão fogos secretos, aqui as minas profundas do intelecto".

Cesare Lombroso (1836-1909), psiquiatra e criminologista italiano, procurava sinais físicos e mentais da "degeneração", presente em filhos de insanos, bêbados, sifilíticos, tuberculosos, às vezes paradoxalmente associada à genialidade. Em *O homem de gênio* (1891) ele observa: "Os alienistas já notaram que certas características freqüentemente, ainda que não constantemente, acompanham a degeneração. No lado moral: apatia, perda do senso ético, freqüente tendência à impulsividade ou à dúvida, excesso de certas faculdades psicológicas (memória, gosto estético), incapacidade de realizar certas funções (cálculo, por exemplo), mutismo ou verbosidade, vaidade mórbida, excessiva preocupação consigo mesmo, tendência a interpretar de forma mística os mais simples fatos, abuso do simbolismo e de certas palavras, usadas como se fosse um meio quase exclusivo de expressão. Do lado físico, orelhas proeminentes, barba escassa, dentes irregulares, assimetria excessiva da face e da cabeça (que pode ser muito grande ou pequena), precocidade sexual, corpo pequeno ou desproporcional, sinistrismo, gagueira, raquitismo, tísica, esterilidade". Como exemplo de sinais de degeneração em gênios, citava a baixa estatura de Arquimedes, Diógenes, Átila, Montaigne, John Hunter, William Blake. Cesare Lombroso defendia a idéia do "criminoso nato", também identificado mediante estigmas físicos.

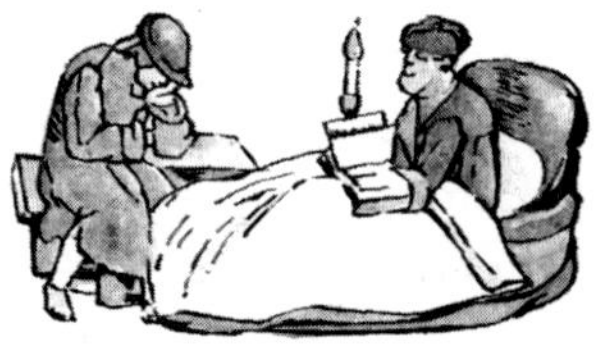

Os doentes novos são postos juntos com a massa selvagem de lunáticos, e qualquer vagabundo pode, por umas poucas moedas, desfrutar desse espetáculo.

A frase de Rousseau no *Contrato social* aplicava-se com particular pungência ao doente mental. No final do século XVIII era costume manter o louco enjaulado ou algemado, sujeito a condições desumanas, humilhantes. Philippe Pinel (1745-1826) passou à história da psiquiatria como o primeiro a reverter essa penosa situação.

Filho de médico, Pinel era um homem culto, versado em filosofia, ciências e matemática. Viveu e exerceu a profissão de médico em Paris. Exerceu funções de chefia em dois importantes hospitais psiquiátricos, Bicêtre e Salpêtrière. Numa época em que a nosografia médica assumia importância, realizou importante trabalho, classificando de forma bastante simples as doenças mentais em melancolia, mania com delírio, mania sem delírio e demência, descrevendo os quadros correspondentes. Sua obra, *Nosographie philosophique, ou la méthode de l'analyse appliquée à la médecine,* fez enorme sucesso.

Pinel via a doença mental como um fenômeno natural, sujeito portanto às leis que regem as ciências naturais. Recomendava aos médicos que convivessem com seus pacientes, a fim de conhecê-los bem. Era contra a purga e a sangria.

De outra parte, Pinel era um homem de mentalidade iluminista. Como os revolucionários de 1789, influenciados por Rousseau e outros filósofos, acreditava nos ideais de igualdade, liberdade, fraternidade. O dito de Rousseau, "O homem nasce livre, mas em toda a parte está acorrentado", não era, no hospício, uma metáfora, mas sim uma cruel realidade. Apontado pela Revolução diretor médico na Bicêtre (1792), encontrou os doentes em deploráveis condições. Contra isso tinha protestado Mirabeau num panfleto do qual foi extraída a frase em epígrafe. À semelhança do que ocorria no hospício de Bedlam, onde as famílias londrinas iam olhar os loucos enjaulados como se fosse animais de zoológico, os internos da Bicêtre, acorrentados, eram expostos à visitação. Pinel foi à Convenção, a assembléia revolucionária francesa, e convenceu seus membros de que os doentes precisavam ser soltos. Mas a cena clássica — muitas vezes retratada — que mostra Pinel em pessoa libertando os enfermos é posta em dúvida por muitos historiadores; Jan Goldstein chama-a "o mito fundador da psiquiatria". Se o evento não foi real, correspondeu certamente à tese que Pinel defendeu em suas obras. Em *Um tratado sobre a insanidade* ele aponta como uma das situações mais penosas para o louco o fato de que "sua liberdade pessoal lhe é arrebatada, às vezes por um parente próximo ou por um amigo querido". Não era o único a defender um tratamento mais humano para os enfermos; o educador Johann Heinrich Pestalozzi, na Suíça, William Tuke (que não era médico), na Inglaterra, e Benjamin Rush, nos Estados Unidos, propunham o mesmo.

As idéias de Pinel tiveram continuidade com seu discípulo, Jean-Étienne-Dominique Esquirol (1772-1840), que, numa missão para o governo francês, visitou numerosos estabelecimentos para doentes mentais na França, denunciando a "revoltante barbárie" que neles encontrou. A Esquirol se deve o termo *asilo*, denominação que expressaria a nova filosofia de tratamento da enfermidade mental. O seu relatório representou a primeira abertura para uma intervenção do Estado nessa área. Uma lei de 1838 criou uma rede de asilos, com médicos e funcionários pagos pelo governo.

Às vezes homens e mulheres caíam mortos no próprio mercado, já que numerosas pessoas tinham a peste e não o sabiam. Quando a gangrena interior atingia os órgãos vitais, a morte ocorria em poucos minutos, sem nenhum sinal premonitório. Muitos tombavam na rua; outros tinham tempo de ir até a banca ou tenda mais próxima, ou até qualquer pórtico; sentavam-se e morriam.

Essas cenas eram tão freqüentes que, quando a peste se tornava mais violenta numa região, dificilmente podia-se passar nas ruas, já que os cadáveres ficavam no chão [...] Se encontrássemos um cadáver, atravessaríamos a rua para evitá-lo; se se tratasse de um beco ou passagem estreita, recuaríamos e procuraríamos outro caminho. Os corpos ficavam abandonados até que os funcionários encarregados, avisados, viessem buscá-los; se isso não acontecesse, à noite, os carros dos mortos os recolhiam. Os encarregados, homens destemidos, não deixavam de revistar os bolsos dos defuntos. Às vezes até suas roupas tiravam.

Daniel Defoe (*c.* 1659-1731) tinha quatro ou cinco anos quando a Grande Peste atingiu Londres; isto não impede que seu *Diário do ano da peste* (o título completo é *A journal of the plague year: being observations or memorials of the most remarkable occurrences, as well publick as private, which happened in*

London during the last great visitation in 1665. Written by a CITIZEN who continued all the while in London. Never made publick before), publicado em 1722, se apresente como um relato factual da epidemia, como o autor sugere no título. Mesmo sendo um texto ficcional, não carece de veracidade. O que pode ser explicado pelo próprio background do escritor.

Filho de James Foe (o aristocrático "De" foi acrescentado por Daniel), próspero fabricante de velas e um não-conformista presbiteriano, Defoe teve uma boa educação, mas só chegou à literatura depois de vários fracassos nos negócios. Salvo da bancarrota por um emprego no Tesouro, publicou um ensaio propondo várias reformas no Estado, desde um banco central até uma academia para o ensino do idioma. Um panfleto satírico intitulado *A solução mais rápida para os não-conformistas* foi mal compreendido e resultou em sua prisão. Saindo, Defoe dedicou-se ao jornalismo. Depois passou à ficção e fez sucesso com *Robinson Crusoe*. O *Diário do ano da peste* poderia ser rotulado como um "docudrama", em que se somam o jornalismo e a ficção; por exemplo, ele termina com um final feliz, quando na realidade a peste continuou no ano de 1666. Em seu estudo sobre a obra, Anthony Burgess diz que, "no *Diário*, Defoe submete uma cidade inteira ao mais degradante suplício imaginável: seu protagonista é o coletivo [...] Vemos o mal no comportamento de alguns cidadãos em relação aos outros, mas, quando somamos tudo, temos de concluir que a cidade se saiu melhor do que esperávamos". Em outras palavras, Londres é a equivalente coletiva do Jó bíblico.

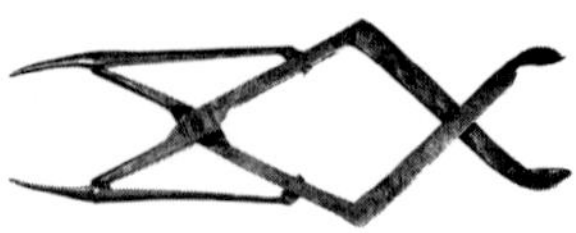

Todos os remédios que poderiam ser usados, em terra, para o tratamento das várias doenças agrupadas sob o nome de escorbuto foram igualmente usados para evitar e curar essa enfermidade no mar. A experiência tem abundantemente mostrado que isso não acontece. Em conseqüência, o mundo desesperou de encontrar um método que previna esse temível mal.

As longas viagens iniciadas à época dos descobrimentos marítimos fizeram emergir o problema do escorbuto, doença carencial que acometia os marinheiros, manifestando-se por gengivas inflamadas, hemorragias, fadiga. Vários produtos químicos tinham sido tentados, como relata James Lind (1716-1794) em seu *Tratado sobre o escorbuto*, do qual o trecho acima também faz parte: "Um alemão que adquiriu considerável fortuna nas Índias, graças a seu posto de governador holandês de Sumatra, sentiu tanta pena dos muitos marinheiros afetados pela doença que resolveu recorrer à arte da química, à época fazendo muito sucesso no mundo. Para isso, instituiu uma cátedra dessa ciência em Leipzig. Indicou para ela o seu compatriota, o dr. Michael, grande químico e o primeiro professor universitário de química na Europa; doou-lhe muito dinheiro para custear os experimentos, com a promessa de uma recompensa ainda maior no caso de ele descobrir um remédio para evitar o escorbuto no mar. O doutor gastou uma incrível quantidade de tempo e de trabalho preparando os mais elaborados medicamentos químicos. Sais fixos e voláteis, destilados de toda a sorte, essências, elixires etc. foram anualmente enviados para as Índias Orientais. Sem resultado".

Paradoxalmente, já se conhecia o efeito curativo de frutas cítricas e de outros vegetais no tratamento do escorbuto. Mas tais produtos deterioravam-se a bordo; além disso, predominava no pensamento médico uma concepção "química" da doença, que seria resultado da "acidez", fria, ou da "alcalinidade", quente. Nessa última categoria situava-se — já que frutas ácidas o curavam — o escorbuto. O Colégio Médico da Inglaterra recomendou então ao almirantado britânico o ácido sulfúrico, "medicação" de escolha durante cem anos.

Foi então que o médico escocês James Lind resolveu estudar o assunto. Ao fazê-lo, empregou uma metodologia científica, raciocinando ademais que tratamentos teriam de ser testados em pacientes, não em laboratórios de química. Trabalhando com um número modesto de casos (doze marinheiros), ele comparou frutas cítricas com ácido sulfúrico diluído, vinagre, uma fórmula recomendada por outro médico, e, por alguma razão, água do mar. Só frutas cítricas curaram o escorbuto. Isso se deve a seu conteúdo em vitamina C, mas Lind, que não tinha meios de isolar a substância, deu uma explicação diferente: a doença seria causada por um bloqueio da perspiração, que impedia o organismo de eliminar toxinas, e era neutralizado por uma ação "detergente" da fruta cítrica.

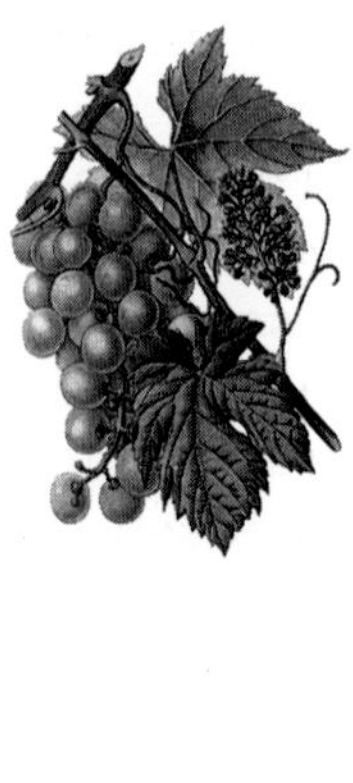

Eu importunava pessoas com questões que não podiam ser respondidas e que ninguém se preocupava em responder.

A frase com que John Hunter (1728-1793) descreve sua infância aplicar-se-ia à sua carreira médica. Movido por uma curiosidade insaciável e pouco ortodoxa, ele encontrou na medicina campo fértil para investigações, muitas das quais ficariam na história. Nascido na Escócia, filho de ricos proprietários de terras, John Hunter era o antípoda do aristocrata: rude, mal-educado, mas implacavelmente honesto. De início trabalhou em Londres com seu irmão William, que, além de ser médico da alta sociedade, dava aulas de anatomia. Mas John não era bom professor. Seu talento estava na cirurgia e na experimentação. Pesquisador infatigável, estudava não só o organismo humano, mas também o animal; para isso mantinha em sua propriedade ovelhas, cabras, cavalos, búfalos, chacais, leopardos, o que lhe valeu pelo menos um susto: uma noite, os leopardos soltaram-se e atacaram seus cães de estimação. Hunter correu para o local, agarrou os leopardos e enfiou-os em suas jaulas — e, dando-se conta do que tinha feito, desmaiou. Igualmente famosa é a história do gigante irlandês, Charles Byrne ou O'Brien, que era exibido por um empresário em Londres. Sabendo que Byrne estava morrendo de tuberculose, Hunter decidiu obter seu esqueleto. Byrne veio a saber dessa pretensão, e, horrorizado, pediu que os amigos levassem o corpo para a Irlanda. Hunter (com uma pertinácia adequada a seu nome, observa Sherwin B. Nuland — *hunter* quer dizer "caçador") subornou o agente funerário. O corpo foi tirado do caixão e o esqueleto passou a fazer parte da coleção de Hunter, um verdadeiro museu, hoje mantido pelo Royal College of Surgeons em Londres.

Num outro caso, a curiosidade científica custou caro a Hunter. À época discutia-se se sífilis e gonorréia eram duas doenças ou manifestações diferentes de uma mesma doença. Hunter decidiu resolver o problema pela auto-experimentação: inoculou-se com o material de um doente com blenorragia. Por ironia do destino, no entanto, o homem tinha as duas doenças, de modo que Hunter não apenas não esclareceu a dúvida como contraiu a sífilis, que talvez tenha sido responsável pelos problemas cardiovasculares de que veio a sofrer — junto com a tuberculose que contraíra ainda jovem — no fim da vida; tinha angina e, como dizia, estava "à mercê de qualquer canalha que resolvesse enfurecê-lo". Por causa da sífilis, ele também teve de adiar o casamento por três anos — durante esse tempo experimentou em si mesmo o tratamento mercurial.

Hunter também fez estudos de transplantes, alguns estranhos: colocou, por exemplo, um dente humano na crista de um galo.

Suas pesquisas mais famosas referem-se ao sistema circulatório. Estudou em animais o desenvolvimento da circulação colateral e, baseado nisso, criou um tratamento cirúrgico para aneurismas. Sua postura em relação aos problemas médicos pode ser resumida na carta que escreveu a Edward Jenner, quando este cogitava da vacina contra a varíola: "Eu acho que você está certo, mas por que só achar? Por que não experimentar?".

Tomei durante vários dias córtex de cinchona; a princípio meus pés e a ponta dos dedos esfriaram, sentia-me cansado e sonolento, comecei a ter palpitações, meu pulso ficou rápido e forte. Tinha ansiedade intolerável, tremores mas sem rigidez, fraqueza nas extremidades, dores latejantes de cabeça, vermelhidão do rosto — em suma, todos os sintomas das febres intermitentes apareceram, um após o outro.

Com esse experimento, Samuel Christian Friedrich Hahnemann (1755-1843) lançou as bases para a criação da homeopatia.

Formado em medicina na Universidade de Erlangen, Hahnemann teve muita dificuldade em estabelecer-se como médico. Para sustentar a família, fazia traduções do inglês — e foi assim que chegou à obra *Materia medica*, de William Cullen, onde são mencionadas as virtudes da cinchona no tratamento das febres intermitentes. Depois de usar a substância, Hahnemann concluiu: o que tinha tido era exatamente uma febre intermitente. Ou seja: os remédios que curam uma doença são aqueles que provocam os mesmos sintomas da doença. *Similia similibus curantur*, o semelhante se cura com o semelhante. Outro exemplo disso, para Hahnemann, era a vacina contra a varíola, introduzida naquela época por Edward Jenner: a infecção "em miniatura" impedia o surgimento da doença. Como ele diz em seu *Organon*: "Os sintomas mórbidos que medicamentos produzem em pessoas sadias são a única indicação de suas virtudes curativas na doença".

Um segundo princípio da terapêutica de Hahnemann era o uso de doses infinitesimais, porque, como escreveu, "a sensibilidade do organismo aos medicamentos aumenta enormemente durante a doença [...] É preciso dar quantidades enormes de sopa a uma pessoa sã para que vomite, enquanto basta o cheiro da sopa para fazer um enfermo vomitar".

Disposto a colocar em prática suas idéias, Hahnemann não apenas dava consultas, como vendia ele próprio seus medicamentos. Com isso despertou a fúria dos boticários de Königslutter, onde vivia então, que conseguiram das autoridades a proibição de tal venda. Hahnemann mudou várias vezes de cidade, até chegar a Leipzig, onde deu aulas na universidade. Suas idéias iam ganhando adeptos, mas também adversários, sobretudo entre os boticários, que não o deixavam em paz. Deixando Leipzig, refugiou-se no pequeno ducado de Anhalt-Köthen, onde ficou muitos anos. Ali procurou-o uma misteriosa parisiense, Melanie d'Hervilly Gohier, jovem e rica intelectual de vanguarda que, como George Sand, vestia-se de homem e queria um tratamento heterodoxo para seus problemas de saúde. O idoso Hahnemann, que era viúvo, acabou casando com Melanie, e foram ambos viver em Paris, onde obteve um êxito surpreendente.

Esse sucesso deve-se em parte à reação do público contra o excesso de medicamentos usado à época. Como escreveu em 1784 o médico Melchior Adam Weikard: "Que confusão é a terapêutica nos diferentes países! Os franceses sangram, purgam, usam adstringentes; os ingleses dão ervas, sais e outras substâncias minerais; os vienenses têm seus próprios remédios, segundo eles os melhores". Os médicos prescreviam demais, misturando drogas cujos efeitos pouco entendiam. Em 1860, num discurso perante a Sociedade Médica de Massachusetts, Oliver Wendell Holmes (que, no entanto, ridicularizava a homeopatia) diria: "Acredito firmemente que se todos os medicamentos, tais como agora são usados, fossem lançados ao mar, seria melhor para a humanidade — e desastroso para os peixes". Para evitar essa desgraça é que Hahnemann desenvolveu suas teorias, o que era coerente com o antigo princípio de *primum non nocere,* em primeiro lugar não prejudicar.

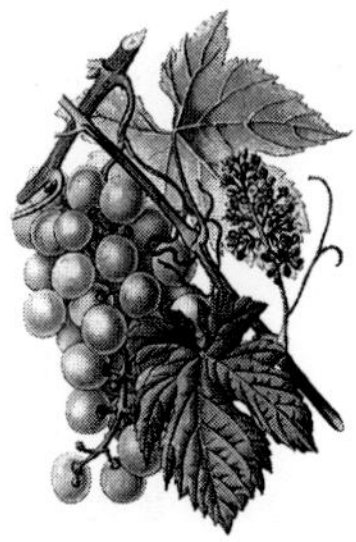

A face escura da doença veio à luz [...] O que era fundamentalmente invisível subitamente se oferece ao brilho do olhar, num movimento de revelação tão simples, tão imediato que parece ser a conseqüência natural de uma experiência mais altamente desenvolvida. É como se, pela primeira vez em milhares de anos, os médicos, livres por fim de teorias e quimeras, concordassem em se aproximar do objeto de sua experiência com a pureza de um olhar sem preconceitos.

Em *O nascimento da clínica*, "um livro sobre o espaço, sobre a linguagem, sobre a morte, sobre o ato de ver, sobre o olhar", Michel Foucault (1926-1984) analisa um período crucial na história da medicina: o fim do século XVIII e o começo do XIX. Ocorreu então uma reorganização da maneira de olhar o doente e, em decorrência, do discurso médico: "uma nova aliança foi forjada entre palavras e coisas, permitindo *ver* e *dizer*". Até então, diz Foucault, os médicos perguntavam ao doente o que estava errado com ele; agora, passam a perguntar onde dói. O diagnóstico é feito com base em um sistema classificatório de doenças; como a botânica, a medicina agora vai distribuir as entidades nosológicas em grupos. A doença tem a sua sede em um órgão, e tem o seu lugar em uma classe. A intervenção médica passa a ter normas. Antes, quando o doente recuperava seu vigor, sua disposição, estava curado. Agora, padrões de normalidade, numericamente expressos, definirão o objetivo do tratamento.

Essa transformação, mostra Foucault, não é apenas científica, ela é política e social. O período histórico mencionado é caracterizado por grandes mudanças, em particular a Revolução Francesa. Os médicos adquirirão uma consciência política: a luta contra a doença deve começar com uma luta contra o mau governo, e os doutores, por seu intenso contato com as pessoas, estão em posição ideal para tanto. Surge a autoridade médica, que pode tomar decisões afetando instituições, bairros, cidades. E essa intervenção já não se restringe ao corpo enfermo, mas também ao ar, à água, às construções, aos sistemas de esgoto.

O hospital que, antes do século XVIII era basicamente uma instituição de caridade a cargo de religiosos, agora, dentro dos princípios da Revolução, torna-se um instrumento de medicalização coletiva e leiga: em 1792, os hospitais de caridade franceses foram colocados sob intervenção do poder público. Médicos famosos, que antes não apareciam nos hospitais, agora montam ali os seus serviços. Começam a surgir os sistemas de administração médica, com registro de dados e sistemas estatísticos.

Tudo isso significa poder, palavra que para Foucault é fundamental. Ele analisa o que chama a microfísica do poder, instituições como as prisões e os hospícios, aos quais dedica uma obra, *História da loucura na idade clássica*. No início da Renascença, diz Foucault, mudou a maneira de encarar a doença mental. Os loucos, que até a Idade Média eram tolerados e às vezes encarados com religioso respeito pela população, agora são recolhidos aos hospícios. A Nau dos Insensatos (*Nef des Fous, Narrenschiff*) percorre os rios europeus, recolhendo os dementes que as cidades não querem, e dos quais os barqueiros são encarregados de se livrar.

A medicina atua nas necessidades mais concretas do ser humano. Quando a saúde substitui a salvação da alma, conclui Foucault, o poder dos doutores cresce exponencialmente.

Consultou-me uma jovem mulher que apresentava sintomas de doença cardíaca. A percussão e a palpação seriam de pouca serventia, dada a sua obesidade. Lembrei-me então de um simples e bem conhecido fenômeno acústico: aplicando-se o ouvido a uma extremidade de uma peça de madeira ouve-se distintamente um alfinete arranhando a outra extremidade. Tive uma idéia: enrolei uma folha de papel numa espécie de cilindro, apliquei uma extremidade à região do coração e, surpreso e satisfeito, constatei que poderia assim ouvir os sons cardíacos muito melhor do que se tivesse aplicado diretamente o ouvido ao tórax.

O inventor do estetoscópio, o bretão René-Théophile-Hyacinthe Laennec (1781-1826) tornou-se médico durante um dos períodos mais agitados da história da França. A Revolução de 1789 valorizava no trabalho médico a prática, não a teoria; para apreender os fatos era necessário olhar, palpar, escutar, cheirar. O expoente maior dessa nova tendência era Corvisart, o homem que redescobriu a percussão. Laennec, que em 1801 viera para Paris, inscreveu-se como estudante de medicina num dos mais famosos hospitais de Paris, o Charité. Ali trabalhava Corvisart, que uns anos depois se tornaria médico de Napoleão. As antigas escolas médicas tinham sido fechadas; três *écoles de santé* foram fundadas, em Paris, Montpellier e Estrasburgo. O provimento das cátedras era feito, democraticamente, por concurso público.

Laennec tornou-se aluno de Corvisart. O princípio básico do ensino era *peu lire, beaucoup voir, beaucoup faire* — ler pouco, olhar muito, fazer muito. Com essa orientação, o frágil, doentio Laennec lançou-se entusiasmado ao trabalho, que envolvia não apenas a clínica, como anatomia normal e patológica. A ele deve-se a denominação de cirrose (do grego *kyrrhos*, "fulvo", referindo-se à cor do órgão afetado) para descrever o fígado dos alcoólatras. Também mostrou que a lesão básica da tuberculose, o tubérculo, podia ser encontrada em qualquer órgão. Com isso foi abandonado o velho termo *tísica* (do grego *phtisis*, "deterioração", "consumpção"), o que tinha um significado mais que semântico; a tuberculose era agora vista como a expressão de lesões anatomopatológicas. Estava assim aberto o caminho para a descoberta do agente causador da doença. A essa altura o valor de Laennec — como médico, como cirurgião, como pesquisador e também como professor — tinha sido plenamente reconhecido.

O instrumento descoberto por Laennec num momento de inspiração (sem dúvida ajudada por sua timidez) provar-se-ia revolucionário. O próprio Laennec deu-lhe o nome: estetoscópio vem de *stethos*, "tórax", e *skopos*, "observador". Também é dele o termo auscultação. Em realidade, já Hipócrates recomendava aplicar o ouvido ao tórax como parte do exame clínico; mas foi Laennec quem sistematizou o procedimento, descrevendo os sons que se podiam ouvir com o estetoscópio (para cuja classificação o seu ouvido musical foi de grande valia).

O novo instrumento provocou entusiasmo no meio médico. Houve quem visse nisso certo exagero; Oliver Wendell Holmes, professor de anatomia em Harvard, chegou a escrever uma balada satírica a respeito. Nela, fala de um jovem médico que compra um reluzente estetoscópio, "muito bem-acabado e polido, com tampa de marfim". Aconteceu, porém, que uma aranha fez sua teia dentro do instrumento e nela caíram duas moscas. O entusiasmado doutor, recém-chegado de Paris, foi examinar uma senhora. Nesse momento, "as moscas começaram a zumbir./ Ah, a coisa é clara, não há razão para cisma./ Padece esta senhora de um aneurisma".

Pode ter havido exagero, mas foi o estetoscópio que revelou aos médicos as lesões da tuberculose pulmonar de Laennec, que ele a princípio negou, mas que viriam a matá-lo.

"A verdade está nas coisas, não na mente que as julga." Essa frase de Rousseau, citada por Pierre Louis, grande clínico francês, define a obra de Laennec. Foi na realidade objetiva, no corpo do enfermo do qual estava (com pudor ou não) sempre próximo, que Laennec buscou os elementos para desenvolver a ciência médica.

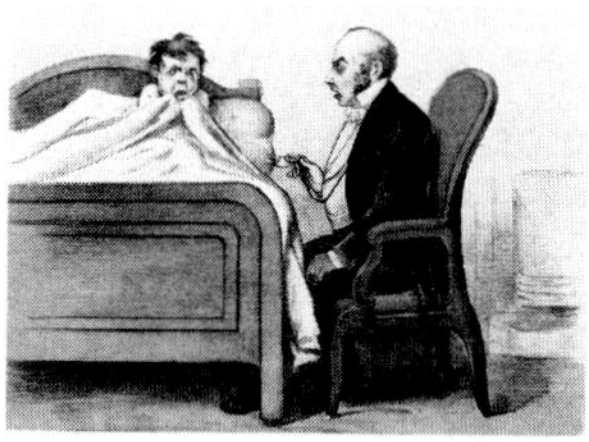

A varíola estava sempre presente, enchendo de cadáveres os pátios das igrejas, amedrontando constantemente aqueles a quem ainda não tinha atacado. Estampava nas criaturas cujas vidas poupara as medonhas marcas de seu poder, tornando a criança numa hedionda criatura que fazia a mãe estremecer, transformando a face das noivas em objeto de horror para os seus prometidos.

Com tais palavras Thomas Babington Macaulay descreveu, em sua *História da Inglaterra*, a sombria ameaça representada pela varíola. Não se tratava de retórica; estima-se que a doença causava 600 mil mortes anualmente na Europa, além de deixar marcas desfigurantes: um terço dos londrinos à época desse relato tinham marcas de varíola. As epidemias vinham desde a Antiguidade (na múmia de Ramsés v há sinais da doença) e eram tão constantes e repetidas que, na China, os pais não davam nomes aos recém-nascidos antes que contraíssem varíola e sobrevivessem; até então, não poderiam ser contados no número dos vivos.

Foi do Oriente que lady Mary Wortley Montagu, esposa do embaixador inglês em Constantinopla, trouxe o procedimento chamado variolização, que consistia em inocular o material de pessoas acometidas da variedade benigna de varíola (*variola minor*, no Brasil conhecida como alastrim). A variolização protegia em alguns casos, mas em outros produzia doença franca. Foi o médico Edward Jenner (1749-1823) quem introduziu a vacina contra a varíola. Nascido em Berkeley, no interior da Inglaterra, aos treze anos Jenner já estava ajudando um cirurgião em Bristol. Estudou medicina em Londres, onde tornou-se discípulo de John Hunter, original experimentador.

Voltando a Berkeley, Jenner tornou-se médico do interior. Tinha contato com pessoas do campo; e, segundo a tradição, foi lá que ouviu de uma camponesa: "Eu não posso pegar varíola, porque tive a vacina". A *vaccinia*, a varíola da vaca (daí o nome), manifestava-se por pústulas nos ubres; as pessoas que ordenhavam contaminavam-se com facilidade — e ficavam imunes à varíola humana. Havia aí uma possibilidade de proceder a uma imunização, assunto que Jenner estudou durante vinte anos. Finalmente, encorajado por Hunter, para quem era necessário experimentar sempre, Jenner deu o passo decisivo: em 14 de maio de 1796, inoculou James Phipps, de oito anos, com o líquido das pústulas de uma ordenhadora. Surgiu a característica *vaccinia*, da qual o menino rapidamente recuperou-se. Em 1º de julho, Jenner inoculou-o novamente, dessa vez com líquido de uma pústula variolosa. Nada aconteceu: James Phipps estava imunizado contra a varíola. Vacina tornava-se sinônimo de prevenção.

Jenner enviou uma comunicação à Royal Society, cujos membros desprezaram a experiência de um médico do interior. Ele então publicou (1798) um pequeno livro, chamado *An enquiry into the causes and effects of the variolae vaccinae*. De novo, a recepção foi fria. Mas, então, médicos em outros países começaram a praticar a vacinação com bons resultados, e o procedimento foi aceito na Inglaterra. Mesmo assim, os casos continuaram a ocorrer, porque a vacina era aplicada em consultórios particulares e cobrada: os pobres não eram vacinados. A guerra franco-prussiana mostrou de forma dramática a necessidade de vacina. A Prússia tornou a vacinação obrigatória; perdeu 297 soldados vitimados pela doença. No lado francês, em que a vacina não era compulsória, 23 400 soldados morreram. Ajudada ou não pela varíola, a Prússia venceu a guerra.

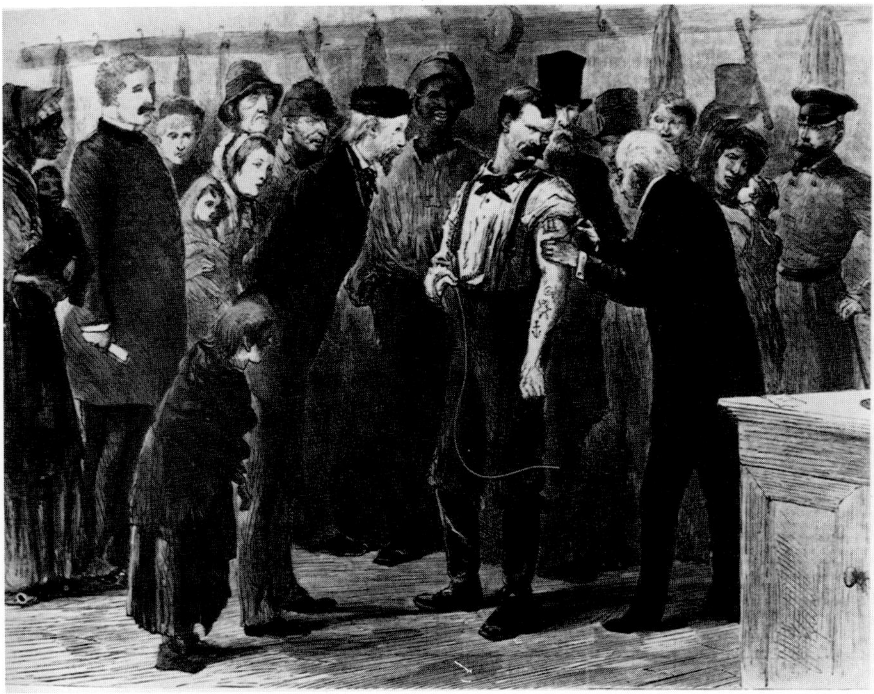

Somente com as campanhas de saúde pública (nem sempre bem aceitas, como se verá com Oswaldo Cruz) a doença veio a ser controlada e, afinal, erradicada. Graças a Jenner, já não há mais varíola no mundo.

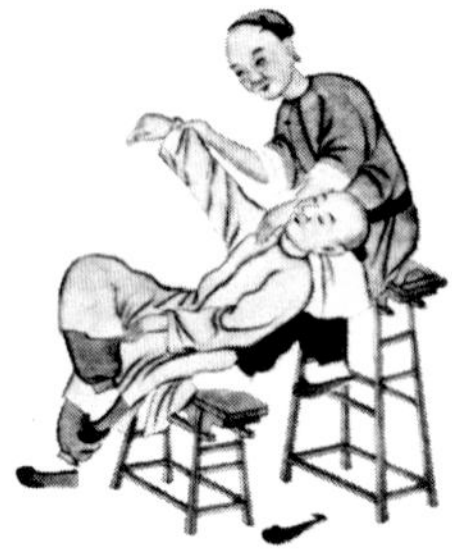

Aquela velha inimiga, a gota
Pegou-o pelo dedão.

Doença metabólica, característica do sexo masculino e associada com o aumento de urato no organismo, a gota se manifesta por um súbito ataque de artrite, comprometendo uma única articulação (o hálux freqüentemente é envolvido), como o lembram os versos do poeta inglês Thomas Hood (1799-1845), acima.

A partir do século XVII a gota tornou-se um tema predileto para escritores e artistas, que assim satirizavam as classes altas e os *bons vivants* entre os quais a doença era mais comum: a crença geral era de que a gota era resultado do abuso, de comida, de bebida, do sexo. A John Abernethy, cirurgião inglês, perguntou um rico, indolente e licencioso cidadão qual a cura para a gota. "Viva com seis pence por dia — e trabalhe para ganhá-los", foi a resposta. Thomas Sydenham, autor de um tratado sobre a gota (1638), admitia, no entanto, que em muitos casos a doença não estava ligada ao excessivo consumo de vinho: "Quem bebe vinho tem gota; quem não bebe vinho, a gota o tem" é um famoso aforismo de sua autoria. Sydenham se opunha ao tratamento violento dos gotosos, que incluía sangria, purga e suadouros — os pacientes eram colocados em câmaras de vapor e ali ficavam, "cozendo" a enfermidade. Limitava-se a recomendar repouso, dieta moderada e, curiosamente, passeios a cavalo. Falava por experiência própria: sofreu trinta anos com a gota, que por fim o fez desistir da prática médica.

Antes de ser médico, Sydenham havia sido soldado raso nas tropas de Cromwell. Aludindo a esse fato, Oliver Wendell Holmes dizia: "Sydenham foi o soldado que ensinou os médicos a tratar a gota".

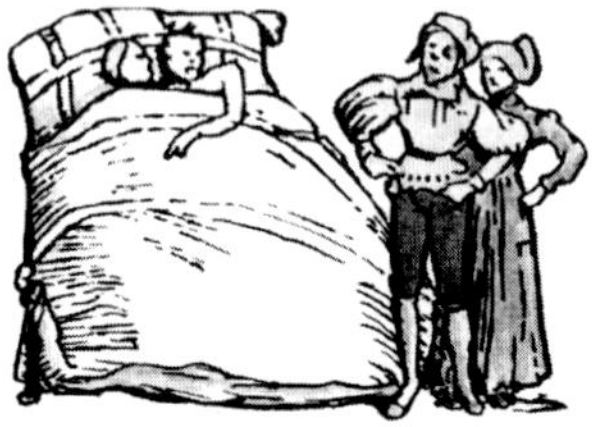

Rex noster insanit.

"Nosso rei está louco." Com essa inscrição em seu diário, Richard Warren, um dos médicos da realeza britânica, estabeleceu um dos diagnósticos mais famosos da História: o da loucura de Jorge III (1738-1820). A doença manifestou-se em sua plenitude quando o monarca tinha cinqüenta anos. Num episódio famoso, perseguiu Fanny Burney, dama de companhia. Seguiram-se sintomas delirantes; "incoerente", "banal", "infantil" eram as expressões com que os médicos referiam-se à sua situação. Jorge III detestava os doutores; preferia ser cuidado pela rainha, sua mulher.

A situação criou um problema político de proporções. Um rei que está doente ainda é rei? No Parlamento, a oposição exigia que uma regência fosse nomeada. Os boletins diários sobre a saúde do soberano passaram a ter importância decisiva. Os médicos foram envolvidos na rede de intrigas; Warren, que insistia em ser considerado o mais importante dos médicos que tratavam o soberano, tinha, no entanto, óbvias simpatias pela oposição, e pelo regente em potencial, o príncipe de Gales. "Richard Rascal", Richard, o Canalha, era como Jorge III o chamava. Recusava-se a admiti-lo no quarto e certa vez o médico teve de avaliar sua situação ouvindo seus gritos e espiando-o pelo buraco da fechadura.

Finalmente foi chamado um médico, Francis Willis, que era proprietário de um manicômio — decisão difícil, porque implicava reconhecer publicamente a loucura do rei, o que até então não tinha sido feito. Willis obrigou o rei a usar uma camisa-de-força. Mais tarde, assim explicou sua conduta: "Como a morte, que não faz distinção entre a choupana do pobre e o palácio do rico, a insanidade é imparcial. Por isso, nunca fiz distinção entre pessoas submetidas aos meus cuidados. Quando o meu gracioso soberano tornou-se violento, achei que era meu dever sujeitá-lo com o mesmo sistema de coerção que teria usado em um de seus jardineiros". A verdade é que Willis conseguiu dominar o rei; a cada manifestação violenta do soberano, ameaçava com a camisa-de-força. Jorge III melhorou, reassumiu o trono, recompensou generosamente a Willis e seu filho John — mas há dúvidas de que tenha melhorado com esse "tratamento". Uma hipótese moderna é que teria sofrido de porfiria, doença metabólica que se manifesta por perturbação mental, e que seguiu seu próprio curso, com melhora.

Jorge III não é um caso único, observa a historiadora Vivian Green em *The madness of kings*. A Bíblia faz referência ao rei Nabucodonosor, que, insano, comia grama, de quatro como os animais (uma cena que William Blake retratou em famosa gravura). O Império romano foi particularmente rico em monarcas insanos. Calígula julgava-se deus, identificando-se ora como Júpiter ora como Netuno. Cômodo, esquizóide, matava com igual fúria animais e seres humanos. Heliogábalo, masoquista, gostava de levar surras de seus amantes. No século XVI ficou famosa Joana, a Louca, rainha de Castela, filha de Fernando e Isabel. Portugal também teve sua "rainha louca", Maria I, que reinou de 1777 a 1792, quando foi declarada doente e incapaz de governar e deixou o trono — não sem antes condenar Tiradentes à morte.

Um caso bem estudado, porque recente, foi o de Ludwig II, rei da Baviera (1864-1886). Indiferente à política, Ludwig, homossexual, dedicava-se a seus amantes e à música; adorava a "arte pura e sagrada" de Wagner e às vezes encarregava-se pessoalmente da encenação das óperas. Construiu um imenso palácio, ao estilo de Versalhes, em cujos jardins havia cascatas artificiais e

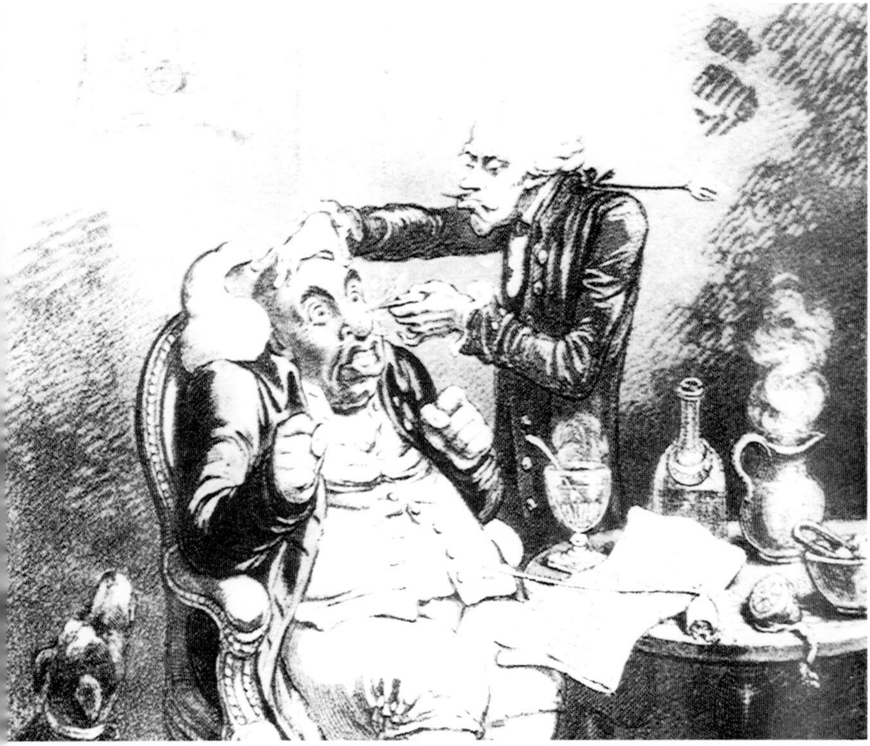

grutas coloridas em que, vestido de peles, refugiava-se com seus amigos. As finanças reais estando em situação lamentável, concebeu um plano para roubar o Banco Rothschild em Frankfurt. Examinado por uma junta médica, foi declarado incapaz de governar e recolhido a uma residência próxima a um lago em cujas águas foi encontrado morto: nunca se esclareceu se se tratava de suicídio ou de assassinato.

O poder absoluto corrompe, disse lord Acton. E quando está a serviço da doença mental é devastador.

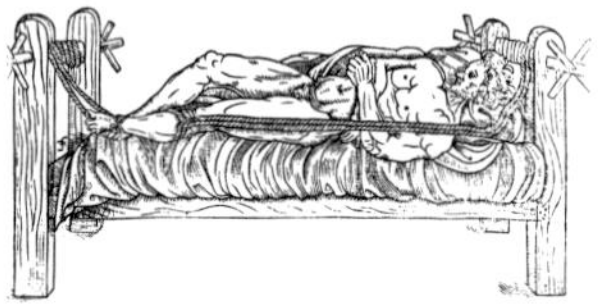

Eu era obviamente ignorante acerca da arte e do mistério da ingestão de ópio [...] Mas tomei-o: e, em uma hora, oh!, céus! que reviravolta! que ascensão do espírito desde as profundezas! que apocalipse do universo dentro de mim! Que minhas dores tivessem desaparecido era óbvio a meus olhos, seu efeito negativo desaparecendo na benéfica imensidão que se abria diante de mim, no abismo do divino prazer assim subitamente revelado... aqui estava o segredo da felicidade, sobre o qual os filósofos tinham discutido em tantas épocas, de uma vez descoberto: a felicidade podia ser comprada por um vintém e carregada no bolso do colete.

Em *Confessions of an English opium-eater* (1822; em geral traduzido como *Confissões de um comedor de ópio*), Thomas de Quincey (1785-1859) fala daquilo que, usando suas próprias palavras, se poderia denominar um "apaixonado parêntesis", o período em que se tornou adicto ao ópio.

De uma abastada família, De Quincey era, desde a infância, uma "criatura intelectual", como ele próprio se rotulou. Jovem tímido, sonhador, fugiu da escola duas vezes, até que, aos dezenove anos, foi enviado para Oxford. Lá pela primeira vez experimentou ópio, com o objetivo de aliviar uma nevralgia.

O ópio é extraído da papoula (*Papaver somniferum*), um

procedimento que é conhecido desde a Antiguidade; há uma aparente referência à substância na *Ilíada*, de Homero. No século I d. C. Pedanios Discorides já descrevia em detalhe a extração do ópio e suas propriedades. Da Ásia Menor, que desde então tornou-se um grande centro de produção de ópio, comerciantes árabes levaram-no à Índia e depois à China, onde o consumo tornou-se epidêmico: ainda recentemente, mais de um quarto da população masculina fazia uso da droga. Um lucrativo comércio, que deu origem, em meados do século XIX, às "guerras do ópio", quando o governo chinês recusou-se a legalizar o comércio da substância, então nas mãos da East India Company, à qual estava ligado o primeiro-ministro inglês, Palmerston.

Na Europa, numerosas preparações medicamentosas, conhecidas pelo nome geral de láudano, eram utilizadas desde o início da Era Moderna: o láudano de Paracelso, o láudano do abade Rousseau, médico de Luís XIV, e, mais famoso, o láudano de Sydenham, ou *vinum opii*. Eram muito populares os pós do doutor Dover, um pitoresco personagem que, depois de graduar-se médico, tornou-se filibusteiro na América do Sul, onde conheceu Alexander Selkirk (o modelo para o Robinson Crusoe, de Daniel Defoe) e enriqueceu. Voltando a Londres, começou a clinicar — mas ficou famoso com o medicamento que continha 20% de ópio, duas vezes mais que o láudano de Sydenham.

O ópio tornou-se rapidamente popular. Um texto de 1700 recomendava-o entusiasticamente: "Proporciona sonos agradáveis, libera do medo, da fome e da dor, assegura àquele que o consome regularmente pontualidade, tranqüilidade da mente, rapidez e êxito nos negócios, presença de espírito, segurança em si mesmo, controle das emoções, valor, desprezo pelo perigo, cordialidade, força, satisfação [...]".

A lista — e o item "êxito nos negócios" é particularmente significativo — explica o sucesso do ópio numa época em que o capitalismo, primeiro mercantil e depois industrial, começava a se implantar. Vencer a competição era essencial, e qualquer substância que ajudasse nesse sentido era bem-vinda. Foi o caso do café, do açúcar, do chocolate, e, mais tarde, da coca; a depressão do Velho Mundo, frio e cinzento, era combatida com os produtos generosamente fornecidos pelo trópico. É de notar que essas substâncias (e mais o fumo) foram refinadas, concentradas, industrializadas, consumidas em grandes quantidades, diferente do que acontecia na América. O chocolate era uma beberagem amarga usada ocasionalmente pelos astecas; adicionado de açúcar, era tão procurado que a Igreja chegou a proibir o seu uso. O mesmo aconteceu com o fumo, que passou do eventual "cachimbo da paz" indígena para os charutos, os cigarros; e a coca, que deixou as folhas mascadas pelo índio para o pó concentrado.

O ópio era consumido por Pedro, o Grande, e Catarina da Rússia, por Frederico II da Prússia, pela imperatriz Maria Teresa da Áustria, por Luís XV e Luís XVI, por Guilherme III da Inglaterra; por Goethe (em *Fausto* há uma celebração do "encantador suco narcótico"), Novalis, Shelley, Byron, Worsdworth, Keats, Goya, Walter Scott. É célebre o episódio ocorrido com Coleridge, amigo de Thomas de Quincey. Sob a ação do láudano, caiu num sono profundo, durante o qual sonhou um poema inteiro, "Kubla Khan". Ao despertar, tratou de colocá-lo no papel, mas foi interrompido por um vizinho que batia à sua porta — com o que os versos sumiram de sua mente. Uma "*willing suspension of disbelief*", para usar as palavras do próprio Coleridge, era o que os artistas buscavam no ópio.

Breve as casas de ópio, as *fuméries*, proliferavam em todas as grandes cidades. No Rio de Janeiro, no começo do século, havia uma famosa, a do chinês Afonso, localizada no Beco dos Ferreiros; Luís Edmundo, popular cronista da época, descrevia o sombrio interior, em que os viciados, nus da cintura para cima e deitados em catres, aspiravam a droga de cachimbos aquecidos por lamparinas. Visões poéticas eram antes a exceção para essa pobre gente. De Quincey fala no "inimaginável horror: sonhos de imagens orientais e de torturas mitológicas apossando-se de mim. Eu tinha a sensação de calor tropical e de sol a pino, eu reunia todas as criaturas, pássaros, animais, répteis, todas as árvores e plantas, tudo que se encontra nas regiões tropicais, colocado na China ou no Indostão [...] Macacos, papagaios, cacatuas me miravam, me vaiavam, faziam caretas, conversavam comigo [...] Eu era beijado, com cancerosos beijos, por crocodilos [...]".

A parte I das *Confissões* é autobiográfica, contando as fugas do jovem De Quincey e sua amizade, em Londres, com a prostituta Ann. A parte II são "Os prazeres do ópio"; mas a parte III narra "As dores do ópio". Resolvido a deixar a droga, De Quincey fê-lo gradualmente. Descreve então os sintomas de abstinência, a "enorme irritabilidade", a "constante agitação". Um pungente texto, que se tornou um clássico literário — e um sombrio depoimento.

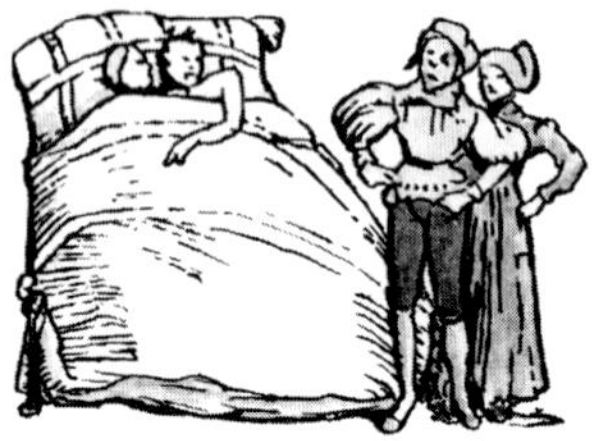

E quem era eu? Tudo ignorava de minha criação e de meu criador; mas sabia que não tinha dinheiro, amigos, ou espécie alguma de propriedade. Era, além do mais, dotado de um aspecto hediondo, deformado e repelente; eu nem era da mesma natureza que o homem. Era mais ágil do que ele e podia viver com alimentação mais parca; suportava quase sem problemas os extremos do frio e do calor; minha estatura era muito superior à dele. Quando olhava ao redor ninguém encontrava que se me assemelhasse. Era eu, então, um monstro, uma nódoa sobre a terra, de quem todos fugiam e a quem todos renegavam?

Com estas palavras o monstro criado pelo dr. Victor Frankenstein dá-se conta de sua triste condição — e consagra o caráter único da obra de Mary Shelley.

A história do livro já é extraordinária. Um grupo de amigos passa o chuvoso verão de 1816 às margens do lago Léman. Dele fazem parte o poeta Shelley e sua esposa, Mary, o poeta Byron, seu médico, Polidori, e sua amante, Claire Clairmont. Para passar o tempo, Byron sugere um concurso de textos de horror. Tanto ele como Shelley desistem em seguida, mas Mary toma a sério a tarefa, da qual nasce *Frankenstein*, publicado pela primeira vez em 1818 e depois, em edição revista, em 1831. O sucesso da obra foi imediato e chega até os dias de hoje, inclusive com várias versões cinematográficas. E a razão é obvia: *Frankenstein* retoma o mito da criação, tornando-a obra de um ser humano, um tema que periodicamente reaparece em lendas e narrativas — por exemplo, a do Golem, um andróide criado pelo rabino Luria, de Praga, no século XVIII. A criação do monstro, na obra de Mary Shelley, tem detalhes macabros — ele é confeccionado com pedaços de corpos —, mas reflete a ascensão da ciência naquela época. O médico Victor Frankenstein é a clássica versão do cientista louco. Mary Shelley refere-se a uma experiência atribuída ao médico e filósofo Erasmus Darwin, avô de Charles, pela qual ele teria conseguido dar vida à matéria inanimada. Esta também é a época da descoberta da eletricidade animal por Galvani, da corrente elétrica por Volta, do desenvolvimento da pilha elétrica do mesmo Volta por sir Humphrey Davy, cujos trabalhos Mary Shelley lia (o gabinete dos Shelley era sede de várias experiências que deixavam a criada apavorada). Acreditava-se que choques elétricos seriam capazes de reviver o tecido morto; este é o objetivo do dr. Frankenstein. A princípio ele busca nos iatroquímicos, Paracelso e Cornelius Agrippa, o método para criar vida; a visão de uma árvore atingida por um raio lhe dá uma súbita inspiração — é à eletricidade que deve recorrer, para ativar o mecanismo humano concebido por Descartes, o *Homme-machine* descrito por La Mettrie (1748).

É claro, porém, que *Frankenstein* não é apenas ficção científica. O próprio subtítulo — *O Prometeu moderno* — indica que seu propósito é mais amplo. Ele fala não apenas da inquietação diante do desafio do desconhecido, mas também da relação entre o criador e a criatura (de certa forma, Frankenstein é o pai do morto) e também da conjuntura política: o livro foi escrito quando a lembrança da Revolução Francesa ainda era recente e serve de metáfora para a convulsão social então produzida. "Antropologistas e historiadores notaram a curiosa reciprocidade entre as imagens do corpo individual e as do corpo político", diz o médico e antropólogo Cecil Helman. "Vemos a sociedade como se fosse um corpo orgânico, e o corpo como uma sociedade composta de órgãos [...] Isso é verdadeiro também para corpos fictícios, como o do monstro do dr. Frankenstein. Esse corpo grotesco simboliza também um novo tipo de sociedade."

A pergunta é: como uma mulher sensível e delicada como Mary Shelley foi capaz de engendrar tal obra? Talvez por uma projeção de seus próprios conflitos. Havia perdido o seu primeiro filho; o segundo, William — o mesmo nome do filho do dr. Victor que, na novela, é assassinado —, estava com ela em Léman; e, quando terminou o livro, estava grávida de novo. Ao falar da geração de Frankenstein, Mary Shelley provavelmente falava de suas próprias fantasias. E das fantasias de sua época.

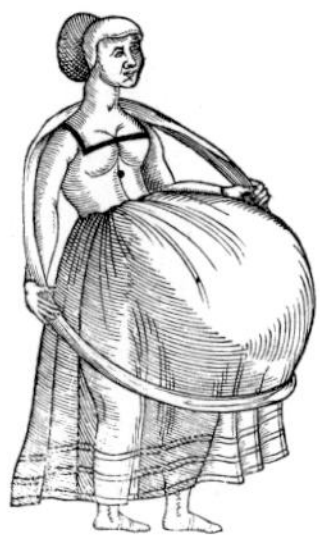

As autoridades têm poder para estabelecer a duração dos bailes. É preciso proibir certas danças demasiadamente movimentadas, como a assim chamada valsa. Os pais e responsáveis não estão autorizados a permitir que suas filhas se entreguem a tão violentos prazeres. Os que dançam devem ficar pelo menos meia hora em repouso após o fim do baile. As jovens devem ser advertidas quanto aos riscos inerentes à desobediência destas regras.

Em seu *Sistema de uma política médica integral* (*System einer vollständigen medizinischen Polizey*), Johann Peter Frank (1745-1821) lança as bases de um conceito revolucionário na assistência médica: compete ao Estado, formulador de políticas, manter a saúde de seus cidadãos, descendo a detalhes tais como os mencionados acima. A alusão à valsa é explicável numa época em que a dança, recém-introduzida, era olhada como algo de moralidade duvidosa.

Nascido numa pequena cidade alemã perto da fronteira com a França, Frank doutorou-se em filosofia; mas, seguindo sua real vocação, estudou medicina, graduando-se em Heidelberg. Trabalhou em vários lugares, foi professor de clínica na Universidade de Göttingen, assumiu uma cátedra na Universidade de Pavia, que, depois de um período de estagnação, estava em pleno desenvolvimento, e na qual Frank introduziu várias reformas. Mais que isso, tornou-se diretor geral de saúde pública para a Lombardia austríaca e para o ducado de Mântua, o que o levou a viajar extensivamente pela região. Seu objetivo era a reorganização dos serviços médicos, mas logo deu-se conta do pouco impacto que essa medida produziria nas condições de saúde, que eram deploráveis: a mortalidade infantil era elevada, varíola, tuberculose, difteria, sarampo, malária dizimavam a população. E a causa do baixo nível de saúde estava na estrutura social. Embora a Lombardia fosse uma região fértil, o sistema de latifúndio deixava os camponeses na miséria. Em 1790, na qualidade de decano da faculdade, fez um discurso que ficou famoso: "As marcas da fome e da doença estão estampadas na fronte dos trabalhadores", disse. "São reconhecíveis ao primeiro olhar e quem quer que as tenha observado não poderá dizer que quem as porta é um ser livre."

Tal pronunciamento foi feito num momento crucial. Um ano antes havia eclodido a Revolução Francesa; na Áustria, a imperatriz Maria Teresa havia abolido a servidão, o que desencadeara a reação dos proprietários rurais e revoltas camponesas. Essa conjuntura certamente levou Frank a romper com a linha tradicional de discursos desse tipo, que se constituíam em demonstração de erudição médica; mas ele estava apenas sendo coerente com as idéias expressas na sua *Política médica*, cujo primeiro volume aparecera dez anos antes.

Embora tais idéias parecessem revolucionárias, observa Henry Sigerist, Frank era um conservador, um adepto do Estado absolutista, do despotismo esclarecido. O povo tinha direito à saúde, sim, mas mediante medidas autoritárias. As prostitutas tinham de ser segregadas, e os portadores de doença venérea impedidos de manter relações sexuais. Mas manutenção da saúde da população é, sobretudo, obrigação do governo. Como diz a introdução de sua obra: "A política médica, parte da política geral, é a arte da prevenção [...] uma arte que incrementa o bem-estar orgânico para que, evitando um excesso de males físicos, possam os seres humanos adiar o mais possível o momento fatal em que devem, por fim, morrer". Frank não era o único a preconizar medidas de saúde. Já em 1741 Nicolas Andry usou o termo *ortopedia*, como "a arte de evitar e corrigir deformidades nas crianças". Em 1794, Bernhard Christopher Faust escreveu um "catecismo de saúde" que teve grande sucesso. Mas Frank foi o primeiro a conceber a saúde pública como uma forma de política.

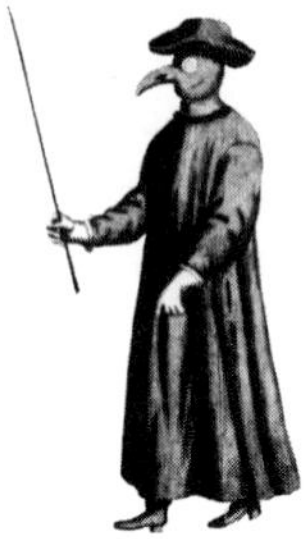

Observações naturais e políticas feitas acerca das tábuas de mortalidade

O título da obra de John Graunt (1620-1674) reflete uma nova postura surgida no século XVIII: tratava-se de expressar os fatos sociais, em geral, e os fatos da saúde em particular, sob a forma de números. O pioneiro nesse campo foi o médico e rico proprietário de terras, amigo de Graunt, William Petty (1623-1687), que coletou dados variados sobre população, atividade econômica e doenças, para assim estudar a anatomia do "corpo político", segundo a expressão que tomou de Francis Bacon. Já Graunt, comerciante e político, estudou os dados de mortalidade em Londres, notando, entre outras coisas, o excesso de nascimentos (e de mortes) dos homens sobre os das mulheres e a maior mortalidade em zona urbana do que em zona rural. Esses estudos isolados adquiriram maior sistematização com William Farr (1807-1883), um médico que dirigiu por mais de quarenta anos o órgão de registros vitais da Inglaterra. Estudando a epidemia de varíola de 1838-1839, tentou estabelecer leis gerais: "As epidemias são aparentemente geradas a intervalos regulares em lugares insalubres, disseminam-se, seguem um curso regular e declinam; mas a causa de sua evolução é tão pouco conhecida quanto a dos paroxismos de gota. O corpo, tanto em suas doenças como em suas funções normais, observa o princípio da periodicidade; seus elementos passam por determinados ciclos de mudança; as doenças das nações estão sujeitas a variações similares".

No fim do século XVIII e começo do XIX os métodos quantitativos nas ciências em geral e nas ciências humanas em particular ampliam-se. A Academia de Ciências da França estabelece definições para o grama e o metro; na Alemanha, avança o estudo da estatística (o termo vem de *Staat*) como meio de diagnosticar "as condições e as perspectivas da sociedade". Na Inglaterra, Malthus publica *Um ensaio sobre o princípio da população*, sustentando que "a população abandonada a si mesma cresce em proporção geométrica enquanto os meios de subsistência aumentam em proporção aritmética". Diante de tais colocações, não é de admirar a oposição de muitos intelectuais — madame de Staël e Chateaubriand expressaram seu desgosto com o "bando de matemáticos" e o poeta Lamartine considerava as matemáticas as cadeias do pensamento humano. Mas os métodos quantitativos tinham vindo para ficar. A evolução histórica consagrara o princípio estabelecido por lord Kelvin (William Thomson, 1824-1907) num aforismo famoso: tudo que é verdadeiro pode ser expresso em números.

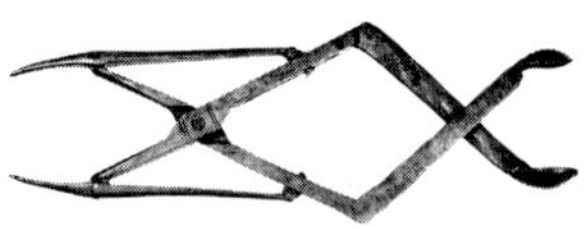

Milhares e milhares de puérperas e bebês que morreram poderiam ter sobrevivido, não tivesse eu ficado em silêncio, quando deveria ter divulgado os erros cometidos em relação à febre puerperal [...] Este massacre deve cessar, e para que isto aconteça eu ficarei em vigília permanente. Quem quer que se atreva a propagar perigosos erros sobre a febre puerperal encontrará em mim um adversário feroz. Para terminar com tais crimes, não tenho outro recurso senão denunciar sem piedade os meus adversários.

A carta escrita pelo obstetra Ignác Semmelweiss (1818-1865) a Joseph Spaeth, professor de obstetrícia na Universidade de Viena, dá uma idéia do drama pessoal vivido pelo homem que descobriu o mecanismo de transmissão da febre puerperal, uma infecção que à época vitimava uma alta percentagem das mulheres que tinham dado à luz.

Foi um drama científico, mas foi sobretudo um drama pessoal. Húngaro de nacionalidade, Semmelweiss foi estudar medicina em Viena. Áustria e Hungria faziam parte do Império austro-húngaro, governado pelos Habsburgo, mas os húngaros eram vistos como cidadãos de segunda categoria. Ao mesmo tempo, a Universidade de Viena — em particular a sua escola médica — era teatro de um conflito que opunha velhos e conservadores professores aos novos docentes, muitos dos quais ardorosos adeptos dos princípios liberais que fariam eclodir a revolução de 1848. Três professores se destacavam pelo espírito inovador: o titular da cadeira de anatomia patológica, Karl von Rokitansky, o clínico Josef Skoda e o dermatologista Ferdinand von Hebra. Semmelweiss ficou fascinado pelos estudos de Rokitansky e do discípulo deste, Jacob Kolletschka.

Semmelweiss especializou-se em obstetrícia e obteve um contrato como assistente da universidade. Interessado em febre puerperal, obteve permissão de Rokitansky e Kolletschka para realizar autópsias em mulheres que haviam morrido da doença. Como ele, outros obstetras faziam tais necrópsias — e foi esse fato que lhe deu a pista para a descoberta do mecanismo de transmissão da doença.

No Hospital Geral de Viena existiam duas enfermarias para parturientes. Numa os partos eram feitos por parteiras e estudantes; noutra, por médicos. Nesta, a percentagem de óbitos por febre puerperal era maior. A conclusão se impunha: nas mãos dos médicos, contaminadas pelo material dos cadáveres que necropsiavam antes de ir para a sala de partos, estava a origem da febre puerperal. Uma tragédia veio a confirmar essa suspeita: Kolletschka feriu-se acidentalmente durante uma necrópsia e veio a morrer de infecção generalizada. Semmelweiss, que tinha perdido o pai meses antes, ficou abaladíssimo. "Mas então", escreveu ele, mais tarde, "uma idéia cruzou minha mente: estava claro que a febre puerperal e a infecção que matara o professor Kolletschka eram a mesma doença: tinham as mesmas lesões patológicas. Se o professor se contaminara com material de cadáver, então a febre puerperal deveria ter idêntica origem. E o veículo desse material eram as mãos dos médicos."

Semmelweiss introduziu na enfermaria de obstetrícia a rotina de lavagem das mãos com solução clorada. Com essa simples providência, a mortalidade por febre puerperal baixou de quase 20% para cerca de 1%.

O trabalho de Semmelweiss provocou forte controvérsia entre os obstetras da época. Muitos não aceitavam suas conclusões. De outra parte, o próprio Semmelweiss não era um defensor muito hábil de suas idéias. Era um homem emocionalmente instável e muito agressivo (não hesitava em chamar de "assassinos" os obstetras que não lavavam as mãos ao entrar na sala do parto); além disso, sentia-se inferiorizado por sua condição de estrangeiro — húngaro, ainda por cima. A universidade não renovou seu contrato de professor assistente, apesar dos esforços de Rokitansky, Skoda e Von Hebra. Mortalmente ofendido, ele deixou Viena. Tornou-se professor de obstetrícia na Universidade de Budapeste. Tornou-se então um verdadeiro cruzado, escrevendo cartas abertas contra seus inimigos, e falando constantemente em "homicídio" e "massacre". Relatos dizem que corria pelas ruas, gritando: "Lavem as mãos, lavem as mãos". Foi recolhido a um hospício em Viena, onde veio a morrer duas semanas depois, vítima de espancamento, o que não era raro nos estabelecimentos psiquiátricos.

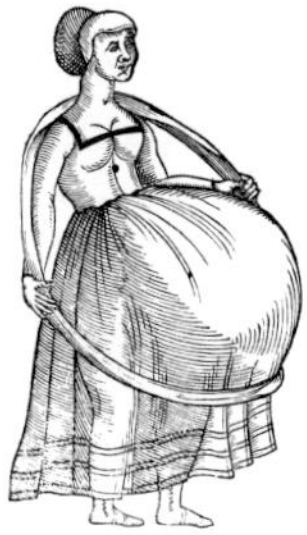

Não conheço uma só instância de disseminação do cólera, em cidade ou em bairro, em classe alguma de uma comunidade, em que a água de beber não tenha sido o meio de transmissão. As epidemias de cólera em Londres estão estreitamente correlacionadas com a distribuição de água pelos diversos distritos, correlação esta que só é modificada pela pobreza, pela promiscuidade e pelas más condições de higiene, acompanhantes constantes da doença.

Lord Snow (John Snow, 1813-1858) foi o anestesista da rainha Vitória em dois de seus partos, e pioneiro do uso científico do clorofórmio, mas não foram esses títulos que o projetaram na história da medicina, e sim a investigação de um surto de cólera em Londres. À época a doença era tão freqüente na capital do Império britânico (onde o sol nunca se punha) como o é nas regiões subdesenvolvidas — a tal ponto que o arcebispo de Canterbury cogitou de fazer orações especiais para evitar a doença (recebendo uma advertência da rainha: "Nosso ponto de vista é que uma prece especial para o cólera não serve para mostrar confiança e gratidão no Todo-Poderoso; tal prece é, simbolicamente e factualmente, indesejável").

De imediato, Snow notou a associação entre casos de cólera e a fonte de água de abastecimento. Duas mulheres que tinham tomado água da bomba localizada em Broad Street estavam entre as primeiras vítimas da doença; operários de uma cervejaria dos arredores, que tinha abastecimento próprio de água, não haviam adoecido. Snow convenceu as autoridades a retirar o braço da bomba, com o que os casos de cólera diminuíram. Ele passou então a visitar casas de doentes de cólera, indagando de que companhia recebiam a água (à época, o líquido era fornecido em carros-pipa por empresas particulares). Os clientes de Southwark and Vauxhall, que retirava água (contaminada) do rio, forneciam o maior contigente de casos. A conclusão, publicada em seu histórico trabalho, era óbvia. A Snow cabe, portanto, o mérito de ter realizado uma investigação epidemiológica modelar e pioneira. Seu trabalho é tanto mais notável quando se considera que foi realizado quase trinta anos antes que Robert Koch descobrisse o vibrião colérico, causador da doença.

A investigação do cólera em Londres colocou Snow em papel de destaque entre os "médicos que contam", como se denominam a si próprios os epidemiologistas. O primeiro a usar métodos matemáticos na análise da doença foi o francês Pierre Charles-Alexandre Louis (1787-1872), criador de *la méthode numérique*. Seu estudo mais conhecido é o da sangria, amplamente usada em sua época. Louis tinha dúvida sobre a eficácia desse procedimento. Quantificou a proporção de casos em que havia melhora da condição do doente pela sangria, e chegou à conclusão de que a utilidade desta era "muito limitada". Aos seus críticos, ponderou: "Não podemos, em cada caso, exercer o julgamento com precisão matemática. Por isso mesmo é necessário contar". Ou seja: grandes números ajudam a superar a errônea impressão que se possa ter de situações isoladas.

Outros estudos importantes foram o de Semmelweiss, em relação à febre puerperal, e o de Peter Ludwig Panum (1820-1885), que investigou um surto de sarampo numa pequena comunidade (6600 pessoas) nas remotas e pouco povoadas ilhas Faroë. Os sobreviventes de uma prévia epidemia, e os que ficaram em quarentena, não tiveram a doença; dos outros, quase 100% adoeceram com sarampo.

O trabalho de Snow e o de Panum vieram esclarecer uma

polêmica que vinha de longe, a questão miasma versus contágio. O termo *miasma* referia-se a emanações que causariam doença; assim seria transmitida, por exemplo, a malária, gerada pelos "maus ares" (daí o nome da enfermidade) das regiões pantanosas. William Farr, médico que foi o pioneiro na estatística médica, era um dos defensores dessa idéia. Para ele, o cólera era conseqüência dos vapores da água "turva e estagnada". Apoiou-se no fato de que a mortalidade por cólera era menor nos lugares mais altos em relação ao Tâmisa (mas esses lugares, como Snow mostrou, eram os que recebiam água de melhor qualidade). O trabalho de Panum também mostrou a importância do contágio.

O debate não se trava somente em termos científicos, mas políticos. Contágio implicava quarentena, limitação da liberdade individual e do comércio; eram "anticontagionistas" a burguesia liberal e também os radicais, entre eles Rudolf Virchow e o reformador social inglês Edwin Chadwick. Os adeptos do contágio eram médicos militares, do Exército e da Marinha. Virchow e Chadwick estavam politicamente corretos, mas cientificamente errados.

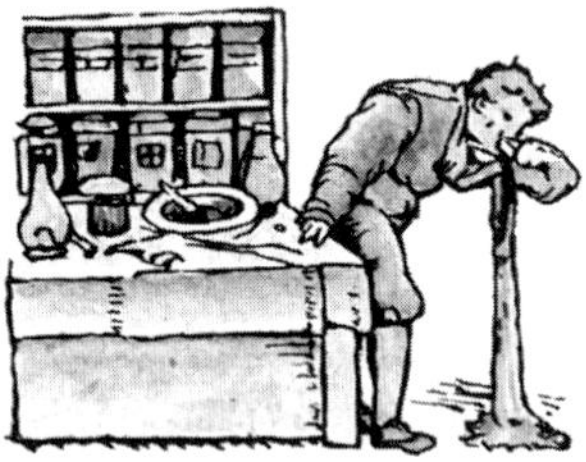

Não havia razão para ser limpo. De fato, limpeza ali era um despropósito; preciosismo, afetação. Era como se um carrasco fosse à manicure antes de cortar uma cabeça. O cirurgião operava com um avental que lembrava matadouro, duro do sangue e da sujeira de anos. Quanto mais sujo era, maior a reputação do operador.

Esta é a descrição que Frederick Treves, cirurgião e escritor, faz da sala cirúrgica do London Hospital, antes da era pasteuriana. Os resultados dos procedimentos refletiam tal situação; quando Jorge IV pediu a seu cirurgião, Astley Cooper, que o operasse de um pequeno cisto no couro cabeludo, o médico entrou em pânico — se a ferida operatória infectasse, o que era bem possível, sua reputação estaria destruída. A mortalidade pós-cirúrgica era elevadíssima; nos grandes hospitais ingleses, mais de 40% dos amputados faleciam. A infecção puerperal era muito disseminada, conforme Semmelweiss alertara. De maneira geral, a supuração da ferida operatória era considerada um fenômeno normal.

Foi nesse contexto que o escocês Joseph Lister (1827-1912) fez sua formação médica. Criado numa família quaker, filho de um comerciante — que se dedicou à microscopia e que fez importantes contribuições nessa área — e da diretora de uma escola, Lister devotou-se por inteiro à cirurgia. Casou com a filha do cirurgião de quem era assistente. Mais que esposa, Agnes era uma incansável colaboradora.

Preocupado com a infecção cirúrgica, Lister voltou-se para os trabalhos de Pasteur, cujas experiências ele e Agnes repetiam num laboratório caseiro. Como Pasteur, concluiu que a causa da supuração operatória eram os germes do ar. Começou então a procurar uma substância que destruísse as bactérias, da mesma forma que (em suas palavras) "pode-se matar os piolhos de uma criança com substâncias que, embora tóxicas, não lesem a pele". Voltou-se para o ácido carbólico, usado para tirar o mau cheiro de esgotos. Baseava-se na suposição de que essa ação da substância deveria correr à conta de seu poder bactericida.

Em 12 de agosto de 1865 (ironia do destino: um dia depois da morte de Semmelweiss), atendeu um menino com fratura exposta da tíbia, que tratou com compressas embebidas em ácido carbólico. Não houve infecção.

A partir daí, e vencida a resistência de alguns médicos, a anti-sepsia com spray de ácido carbólico foi sendo introduzida na prática médica. O "listerismo", a rigor, correspondeu a uma transição; mais tarde, a anti-sepsia seria substituída pela assepsia, ou seja, a prévia esterilização de tudo quanto tocará o campo operatório. Isso não tira o mérito de Lister, que, por seu papel pioneiro, recebeu um sem-número de honrarias, incluindo títulos de nobreza, e, num congresso médico, uma homenagem do próprio Pasteur.

Falecido em idade avançada, deveria ser enterrado na abadia de Westminster, como todos os britânicos notáveis. Mas seu testamento dispunha de outra maneira; foi sepultado num cemitério comum, ao lado de sua mulher Agnes.

Pôs à minha disposição o dinheiro necessário a fim de que eu me inscrevesse nos exames. Este homem, meu amigo, compreendeu que eu tinha uma missão a cumprir, que minhas necessidades intelectuais eram superiores às suas. Cuidou de mim, emprestou-me o dinheiro necessário para a compra dos livros, vinha, de tempos em tempos, e sem fazer ruído, ver-me trabalhando.

O dr. Desplein, grande cirurgião francês do Hôtel-Dieu, tem um segredo que seu discípulo e amigo, Bianchon, quer descobrir: por que, sendo aparentemente ateu, Desplein vai com regularidade à missa? Depois de muitos anos, consegue obter de Desplein a história: estudante pobre, despejado da mansarda em que vivia, havia sido ajudado por um homem chamado Bourgeat, que, como mostra o texto acima, sacrificou-se para que o rapaz se formasse em medicina.

A missa do ateu, de Honoré de Balzac (1799-1850), é, toda a obra do autor de *A comédia humana*, um texto realista, em que a análise psicológica e social desempenha um papel relevante. O retrato do cirurgião é traçado em poucas, mas precisas linhas. Médico de ricos é, contudo, um excêntrico, um homem de humor variável, que não dá importância às aparências e é capaz de gestos de extrema generosidade, como de internar um paciente pobre num famoso hospital, ajudando-o depois com dinheiro. Esses detalhes aparentemente eram muito valorizados por Balzac, que lutou durante muito tempo com imensas dificuldades econômicas. Mas não falta ironia a seu texto. Desplein é uma estrela resplandecente da ciência médica ("Possuía um olho divino: devassava o paciente e sua enfermidade graças a uma intuição, adquirida ou natural, que lhe fornecia o diagnóstico e determinava o momento preciso em que era preciso intervir"), mas uma estrela que está destinada a se apagar: "A glória dos cirurgiões parece-se muito com a dos atores, que só perdura enquanto estão vivos e cujo talento já não pode ser apreciado quando deixam este mundo. Tanto os atores como os cirurgiões, e bem assim os grandes cantores que pelo seu virtuosismo engrandecem a música, todos eles são heróis momentâneos".

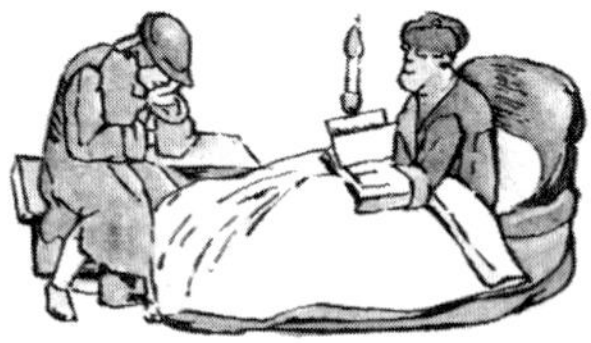

Nem Ambroise Paré fazendo ligadura direta de uma artéria quinze séculos após Celsus, nem Dupuytren pronto a incisar um abcesso sob uma espessa camada de encéfalo, nem Gensoul realizando a primeira ablação do maxilar superior, nenhum destes tinha o coração tão palpitante, a mão tão trêmula, a mente tão tensa quanto o dr. Bovary, ao aproximar-se de Hippolyte com seu tenótomo na mão. Como nos hospitais, viam-se na mesa linho, fios encerados, muitas bandagens, uma pirâmide de bandagens, todas as que havia no estoque do boticário. Fora o sr. Homais que organizara, desde a manhã, todos aqueles preparativos, tanto para deslumbrar a multidão quanto para iludir a si próprio. Charles incisou a pele; ouviu-se um seco estalido. O tendão estava seccionado, a operação terminada. Hippolyte estava pasmo; inclinado sobre as mãos de Bovary cobria-as de beijos.

Filho de médico (diretor do hospital de Rouen), Gustave Flaubert (1821-1880) seguramente estava familiarizado com muitas práticas cirúrgicas, como mostra o texto acima, de *Madame Bovary* (1857). No entanto, apesar da menção aos nomes famosos de Paré, Dupuytren e Gensoul, todos grandes cirurgiões, Charles Bovary não passa de um medíocre médico de província, como o demonstra o pungente episódio do qual o trecho acima faz parte.

Hippolyte, empregado de uma estalagem na pequena cidade de Yonville, onde vive o casal Bovary, sofre de pé eqüino (aliás, é curiosa a escolha do nome: o prefixo *hipo* pode significar "abaixo de", "inferior" ou, significativamente, "cavalo", como em hipopótamo, "cavalo do rio"). Tendo lido a respeito de um novo método para a cura do problema, o dr. Bovary resolve tentá-lo em Hippolyte. Este é convencido pelo farmacêutico Homais e por várias outras pessoas de destaque de Yonville.

A operação termina em tragédia. Dias depois, "as formas do pé haviam desaparecido num tal inchaço que toda a pele parecia a ponto de se romper e mostrava-se coberta de equimoses". Sobrevém a gangrena e, apesar das exortações do abade Bournisien para que reze e confie em Deus, o doente piora sem cessar. Outro médico, o dr. Canivet, é chamado e ridiculariza Bovary por ter copiado "as invenções de Paris". Canivet realiza uma amputação, enquanto Charles entrega-se ao desespero ("Se Hyppolite viesse a morrer, a ele seria atribuído o assassinato [...] O fato se espalharia [...] Seguir-se-ia uma polêmica, ele seria processado. Via-se desonrado, arruinado, perdido.").

A confusão do marido só faz irritar Emma Bovary, que está tendo um caso extraconjugal. Não é de admirar que o capítulo termine descrevendo a sua entrega ao amante. A tese de Flaubert parece ser de que a mediocridade dos sentimentos é incompatível com o exercício da profissão médica.

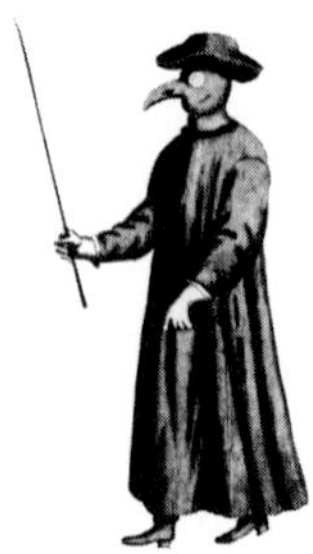

Nós, sulistas, devemos considerar o dr. Morton como nosso benfeitor, por ter colocado o negro em sua verdadeira posição como raça inferior.

A frase faz parte do obituário do dr. Samuel G. Morton no *Charleston Medical Journal*, à época a revista médica mais importante do Sul dos Estados Unidos. Falecido em 1851, Morton era um respeitado médico na Filadélfia. Dedicou os últimos vinte anos de sua vida ao projeto de demonstrar a desigualdade racial em termos de inteligência. Para isso, colecionou cerca de mil crânios, cuja capacidade media e usava como um indicador de inteligência. Os seus resultados mostravam os brancos como superiores aos índios e estes aos negros.

Durante décadas as tabelas de Morton foram aceitas praticamente sem contestação, apesar dos erros flagrantes. Morton não levava em consideração o tamanho corporal dos indivíduos cujos crânios media, e nem o sexo. Além disso, introduziu distorções; por exemplo, incluiu crânios de incas, proporcionalmente menores, entre os índios, mas excluiu dos caucásicos os hindus, que, pela mesma razão, também diminuiriam a média dos brancos. Em 1978 Stephen Gould, um paleontologista de Harvard, reexaminou o trabalho de Morton e mostrou que na realidade não havia nenhuma diferença estatisticamente significativa entre os crânios colecionados.

As distorções no trabalho de Morton podem ser atribuídas a motivos inconscientes. Não é assim em outros casos. Um exemplo é o de sir Cyril Burt, respeitado psicólogo britânico falecido em 1971. Estudando os efeitos da hereditariedade sobre a inteligência, Burt publicou dados referentes a 56 pares de gêmeos homozigotos demonstrando que o meio ambiente, isto é, os fatores culturais, não tinham importância na inteligência. Mas Burt tinha estudado apenas quinze pares de gêmeos; os dados restantes foram fabricados por ele. Além disso, inventara colaboradoras fantasmas e escrevia cartas falsas sobre seu trabalho ao *British Medical Journal,* cartas estas que ele mesmo se encarregava de responder.

Outro episódio bem conhecido é o do pesquisador William T. Summerlin, que trabalhou no prestigioso Sloan-Kettering Institute na área de transplantes. Em 1973 ele anunciou que, quando a pele humana é mantida em cultura de tecidos por seis semanas, não será rejeitada em nenhum transplante. A suposta descoberta provocou sensação; aparentemente, o problema da rejeição estava resolvido.

Nenhum pesquisador, contudo, conseguiu reproduzir os resultados de Summerlin. Seu chefe, o respeitado imunologista Robert A. Good, exigiu que ele provasse as afirmações. Para fazê-lo, Summerlin mostrou cobaios brancos em que tinha sido transplantada pele de cobaios pretos. Só que o "transplante" tinha sido feito com a ajuda de uma caneta hidrográfica preta. Summerlin foi rotulado como "emocionalmente perturbado" pela direção do instituto e afastado.

Numa declaração pública, Summerlin tenta atribuir sua conduta à feroz competição por verbas, expressa no "*publish or perish*", publique ou pereça. "Meu erro", disse, "não foi de divulgar dados sabendo que eram falsos, mas de sucumbir à pressão que fazia a direção do instituto para que eu publicasse trabalhos."

Acredito firmemente que se todos os medicamentos, tais como agora são usados, fossem lançados ao mar, seria melhor para a humanidade — e desastroso para os peixes.

Este desabafo faz parte do discurso pronunciado em 1860 pelo grande clínico americano Oliver Wendell Holmes na Sociedade Médica de Massachusetts. Referia-se especificamente aos métodos de tratamento usados pelo não menos famoso Benjamin Rush. Num esforço para controlar um surto de febre amarela que atingira a Filadélfia, e desesperando dos recursos clássicos (tiros de canhão para purificar o ar, sangria, lençóis banhados em vinagre envolvendo os pacientes), Rush optou por eliminar os "humores pútridos" do intestino com um purgativo à base de cloreto de mercúrio, o calomelano (do grego *calos*, "bom", *melanos*, "preto"). O mercúrio, porém, é um metal pesado capaz de intoxicar gravemente o organismo, causando estomatite, gastrite, doença renal, situações que não eram reconhecidas. Por exemplo, a salivação produzida pela intoxicação mercurial era tomada como sinal de que a terapia estava funcionado. O óbito, que freqüentemente ocorria, era interpretado como resultado da doença básica: uma variedade delas, já que o calomelano passou a ser usado em praticamente todas as enfermidades infecciosas; era chamado o "Sansão da Terapêutica".

O calomelano tornou-se um divisor de águas na medicina. Opunham-se a eles Wendell Holmes, os homeopatas, os "grahamistas", discípulos de Sylvester Graham, um pregador que advogava dieta vegetariana, incluindo as bolachas que levam o seu nome, os adeptos da Ciência Cristã. Mas, para a maioria dos médicos ortodoxos, o calomelano era "o sol em torno do qual gira a medicina", nas palavras de um médico de Chicago. O culto à substância continuou quase até o século XX.

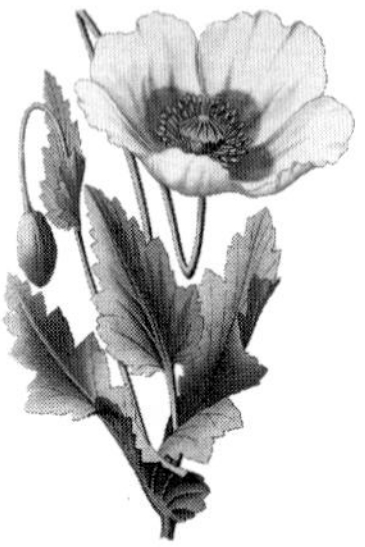

Continuou vivendo como se não soubesse que ia morrer em breve, vendo seus pacientes e convidando os amigos para saraus musicais em sua casa, sereno e impenetrável. Sentia-se, porém, cada vez mais fraco. Já não saía de carruagem, mas continuou recebendo os pacientes em casa.

Apesar de toda sua coragem e determinação, era evidente a deterioração de seu estado, e logo se espalhou a notícia de que estava com câncer. Mães corriam a ele, dizendo abruptamente: "É verdade o que dizem, que o senhor está com câncer? E a minha filha? O que acontecerá a ela, quando chegar à puberdade?". Trousseau sorria, pedia-lhes que se sentassem, dava-lhes conselhos [...]

Finalmente ele já não podia permanecer em pé e teve de ficar acamado. Recebia os amigos, cuidadosamente barbeado e muito composto, como se se tratasse apenas de uma leve indisposição. Logo começou a sofrer dores insuportáveis. Foi só aí que pediu injeções de morfina, mas em minúsculas quantidades, que apenas o acalmavam por alguns minutos [...] Recompunha-se e dizia ao amigo médico que estava a seu lado: "Façamos algum exercício intelectual discutindo". E mencionava algum tema médico, determinado a manter suas faculdades intatas até o fim.

É do doutor Armand Trousseau (1801-1867) que Edmond de Goncourt fala em seu *Diário*. Médico famoso, Trousseau tornou-se conhecido pelo seu agudo raciocínio clínico e pelo poder de observação: há um sinal de Trousseau, que é a tetania provocada por restrição da circulação, e uma síndrome de Trousseau — tromboses venosas superficiais e profundas em pacientes com câncer. Também era mestre em estabelecer a relação entre fenômenos orgânicos e emocionais.

A repercussão intelectual de seu trabalho explica-se em função da época. Escritores, artistas, filósofos estavam em busca da realidade em todos os seus aspectos, inclusive aqueles relacionados à doença. As discussões de caso de Charcot atraíam um vasto público; e, baseado na *Introdução à medicina experimental*, de Claude Bernard, Émile Zola escreveu *Le roman expérimental*, a bíblia da escola naturalista de literatura. Como dizia Victor Hugo, o poeta e o filósofo teriam de abordar os fatos sociais sob a ótica das ciências naturais.

Por todas essas razões, os casos clínicos de Trousseau, discutidos no Hôtel-Dieu, célebre hospital de Paris, eram avidamente lidos, não só por médicos como também por escritores naturalistas, entre estes o próprio Zola e os irmãos Goncourt, cujo romance *Germinie Lacerteux*, de 1865, segue claramente as linhas de uma história clínica. A admiração de Edmond de Goncourt por Trousseau explica a citação acima. O que temos aí é a descrição de um homem que permanece médico até o fim. É médico inclusive no fato de poupar a outras pessoas o quadro de seu próprio sofrimento e de, mesmo enfermo, tolerar a ansiedade alheia. O realismo com que o fim de Trousseau é narrado não impede que o escritor manifeste pelo doutor uma profunda empatia.

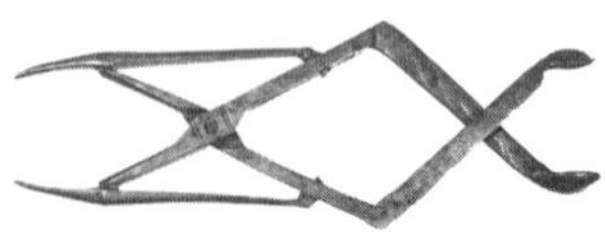

Minha pobre doente ia de mal a pior. O senhor não é médico, cavalheiro. Não pode imaginar com exatidão o que se passa na alma do médico quando começa a reconhecer que a doença é mais forte que ele [...] Sente-se confuso, receoso. Parece que esqueceu tudo o que sabe, que o doente perdeu a confiança, que os circunstantes notam que está desorientado [...] A coisa vai mal, ele pensa, há um remédio, preciso encontrá-lo, será este? Faz a experiência; não, não é este o remédio, busca outro, mais outro, compulsam-se livros, e enquanto isso o doente está morrendo [...] A família de Alexandra Andreievna depositava em mim confiança absoluta. Não sabiam que a moça estava em perigo; eu lhes havia feito acreditar, com facilidade, que nada havia a temer — quando eu próprio estava cheio de angústia [...]

Eu não saía mais do quarto da doente. Contava anedotas, jogava cartas com ela, passava a noite numa poltrona [...] Estava apaixonado por minha paciente.

No conto "O médico do distrito" o escritor russo Ivan Turgueniev (1818-1883) coloca o personagem médico diante de duas situações dramáticas: de um lado, sente que vai perder a sua paciente, de outro está apaixonado por ela (e é, como descobre pouco antes de a moça expirar, correspondido). O ditame ético segundo o qual o profissional não deve se envolver com o paciente fica aí relegado a um absoluto segundo plano, diante da tragédia que é a morte de Alexandra Andreievna.

Contudo, não falta à história um elemento de humor e mesmo de ironia. O mais ocidental dos escritores russos — apaixonado pela cantora Paulina García, seguiu-a por toda a Europa —, o aristocrático Turgueniev olhava com certo desdém o provincianismo e o atraso da Rússia, ao qual não escapa o seu doutor. Depois da morte de Alexandra, e incapaz de viver a lembrança de sua grande paixão, ele acaba casando "de qualquer modo" com a filha de um negociante que traz 7 mil rublos de dote. Mas tem um calcanhar-de-aquiles, revelado nos últimos instantes em que passa junto à enferma. Ela lhe pergunta o nome. Ele hesita, diz que todos o chamam de "doutor", mas, como ela insiste, acaba revelando: atende pelo grotesco nome de Trifão. "Ela cerrou as pálpebras, abaixou a cabeça, murmurou qualquer coisa maldosa em francês e riu."

Como todos os russos elegantes, a paciente usa o francês para humilhar o doutor. E o humilha mesmo estando à beira da morte. O que é o detalhe mais pungente deste conto.

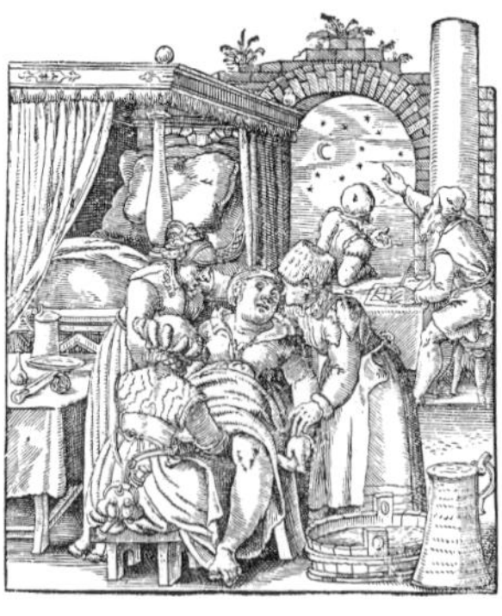

Meus estudos científicos conduziam ao místico e ao transcendental [...] A cada dia eu me aproximava, moral e intelectualmente, daquela verdade [...] Um homem não é apenas um, mas dois.

A descoberta do dr. Henry Jekyll terá resultados catastróficos: ingerindo uma complexa mistura química, ele se transformará — metamorfose a princípio reversível — num anão repulsivo, a própria encarnação do mal: Edward Hyde (o sobrenome é óbvio: *hide* é "ocultar"). Hyde assassina sir Danvers Carew e depois prepara um testamento deixando todos os bens do dr. Jekyll, que a droga já não traz de volta, para si mesmo. Descoberto, mata-se.

The strange case of dr. Jekyll and mr. Hyde (1886), no Brasil em geral traduzido como *O médico e o monstro*, é das obras mais importantes do escritor Robert Louis Stevenson (1850-1894). Filho único de um engenheiro civil de Edimburgo, tentou seguir a profissão do pai e chegou a ganhar um prêmio por um projeto de aperfeiçoamento da iluminação domiciliar, mas a frágil saúde (tinha tuberculose) impediu-o de continuar a carreira. Mudou para o direito, pelo qual não tinha muita atração. Nesse meio tempo, começara a escrever e a viajar. Suas obras fizeram sucesso e *The strange case...* não foi exceção. Não é difícil adivinhar a causa da fascinação do público por esse texto cheio de simbolismo. A era vitoriana foi marcada pela rigidez nos costumes e na educação (o castigo das crianças era comum), mas também pela inquietação e pelo temor. As más condições em que vivia a maior parte da população em grandes cidades como Londres eram responsáveis pela promiscuidade, pela doença (por exemplo, a epidemia de cólera investigada por John Snow) e pelo crime. Recém-chegado a Manchester, centro da Revolução Industrial, Friedrich Engels escreveu, em 1845: "A Grã-Bretanha é a nação do crime [...] Neste país, eclodiu uma guerra social". O crime, por vezes, era praticado com requintes de crueldade e apresentava-se envolto em mistério: em 1888, dois anos após a publicação do livro de Stevenson, Jack, o Estripador, começa a sua carreira macabra. O número de homicidas era grande; 480 deles foram executados durante o reinado de Vitória. Entre os psiquiatras era comum a idéia de que a doença mental estava disseminada na população, e que era necessário detectá-la precocemente; o influente dr. Henry Maudsley insistia, como Lombroso, em alertar sobre "os sinais físicos e mentais do temperamento insano". O louco, dizia, seria capaz de "ver as coisas sob ótica nova, ou pensar nelas em termos de relações insuspeitadas, que nunca ocorreriam a nós".

Stevenson não aprofunda muito a descrição do dr. Jekyll, mas a escolha de um médico como o personagem que vai se transformar em monstro assassino estabelece um contraste entre o crime e uma profissão que teoricamente se caracteriza pela compaixão e pela generosidade. De outra parte, sendo médico, Jekyll tem os conhecimentos para sintetizar a droga transformadora. Um detalhe curioso: ele instala o seu laboratório em dependências que eram antes a sala de dissecção de um famoso cirurgião; prefere a química à anatomia, uma escolha que, no caso, revela-se perigosa. A anatomia lida com conhecimentos evidentes, palpáveis e ademais úteis. A química, descendente da alquimia, pode propiciar transformações, mas pode também conduzir a resultados inesperados.

A obra de Stevenson teve caráter profético. Poucos anos depois, os estudos de Freud evidenciariam a face oculta da mente, o sr. Hyde que se esconde atrás de cada dr. Jekyll.

Limpemos nossas roupas, nossos corpos, nosso alimento, nossa água, e os mantenhamos limpos. Limpemos nossas mentes e as mantenhamos limpas.

Benjamin Ward Richardson (1818-1896), o autor da recomendação acima, personifica a nova mentalidade sanitária surgida no século XIX . Em sua obra utópica, *Higiéia: uma cidade de saúde*, ele fala de uma sociedade "sem álcool, sem tabaco, sem fumo". Admirador de Edwin Chadwick, acreditava que o saneamento básico deveria ser associado ao saneamento das mentes. Ou, como dizia um folheto distribuído às escolas pela Diretoria de Educação Primária de Paris: "O estado de limpeza é um indicativo da conduta moral".

A higiene corporal era prescrita na Bíblia e cultivada pelos gregos e romanos, estes os criadores das termas ou banhos públicos. Durante a Idade Média os hábitos higiênicos foram sendo abandonados: era suficiente que as roupas externas parecessem limpas. Além disso, a teoria do miasma, ao mesmo tempo que alertava contra a transmissão de doenças pelos "maus ares", condenava o banho, que poderia abrir os poros e assim facilitar a entrada de eflúvios perigosos. À época das descobertas, os europeus espantavam-se com a limpeza dos "selvagens". "É curioso como eles mantêm o corpo limpo, lavando-se freqüentemente", observou um navegador holandês a propósito de africanos. "Evitam até soltar gases se há alguém por perto, e não podem entender como os holandeses o fazem."

No século XIX a situação mudou. Os europeus, que agora tinham mais recursos para a higiene, passaram a considerar os subdesenvolvidos não apenas sujos, como perigosos. "Latrinas do Oriente" era o título de um artigo escrito por Edward S. Morse, alertando contra os perigos do cólera e prevendo que num futuro próximo "missionários da higiene" teriam de invadir tais regiões para ensinar aos atrasados "o evangelho da higiene".

Graças à Revolução Industrial, a tecnologia da higiene desenvolveu-se muito; empresários como William Lever fizeram fortuna fabricando sabonetes. Alguns, porém, suspeitavam que a sujeira não estava só no exterior. As fezes, quando retidas, poderiam envenenar o organismo, e o cirurgião londrino William A. Lane sugeria a ressecção de partes do intestino para evitar esse perigo. É a época em que os purgativos fazem sua estréia, como foi o caso do sal de Andrews.

A valorização da higiene seguramente ajudou a evitar doenças; este foi o seu lado positivo. O lado negativo foi a obsessão com a limpeza que, no plano ideológico, iria alimentar as doutrinas racistas que se propunham a "limpar" o mundo de seres inferiores.

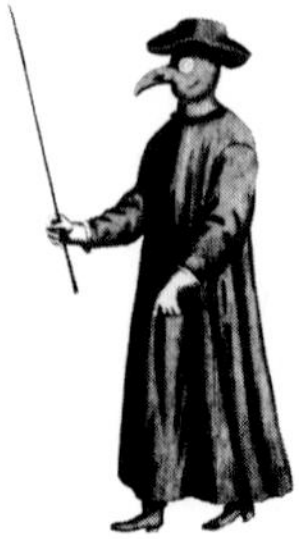

Com seus diagramas, cujas curvas poderiam competir com as ondas do mar, a termometria atemoriza o médico.

A observação do médico americano Edward Seguin, feita em 1876, mostra a perplexidade de boa parte dos doutores em relação a um procedimento introduzido em 1868 pelo médico alemão Carl August Wunderlich (1815-1877). Baseado em observações feitas em 25 mil pacientes, Wunderlich analisou a evolução da temperatura em várias doenças, concluindo que se tratava de um recurso diagnóstico de grande importância, que permitiria inclusive descobrir "as leis que regem as enfermidades".

Inventado nos fins do século XVI por Galileu, o termômetro foi aos poucos sendo aperfeiçoado. Usando mercúrio, o alemão Daniel Gabriel Fahrenheit construiu uma escala de medidas de temperatura. A pedido do famoso clínico Hermann Boerhave, Fahrenheit confeccionou um termômetro especial para uso humano. Mas os instrumentos nem sempre eram confiáveis; os médicos continuavam preferindo a avaliação da febre através do pulso. Encorajado por seu colega Ludwig Traube, Wunderlich começou a estudar o tema. A publicação (1871) de sua obra *Sobre a temperatura nas doenças: um manual de termometria clínica* foi um marco decisivo na implantação do método.

Superadas as resistências iniciais, a termometria logo ganhou adeptos, tanto entre médicos como entre pacientes, que passaram a exigir dos doutores a verificação da temperatura. Às vezes com expectativas exageradas. O *British Medical Journal* registrou, em 1876, o caso de uma jovem paciente que sofrera recaída em sua enfermidade; a causa, segundo a moça, era o fato de que durante uma semana ninguém lhe tinha colocado o termômetro.

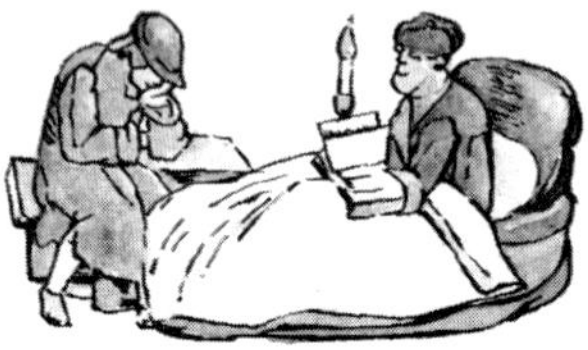

No terreno da observação, os acontecimentos favorecem apenas aqueles que estão preparados.

A observação de Louis Pasteur (1822-1895), em aula inaugural na Universidade de Lille, resume a trajetória do notável cientista. Poucos, como ele, estavam tão preparados para tirar o máximo de acontecimentos fortuitos — e também das circunstâncias de época.

Químico de formação, Pasteur entrou na área biológica estudando cristais. A solução de tartarato de amônio com que trabalhava às vezes ficava turva; observou que uma gota do frasco fazia turvar a solução em outro frasco. A causa disso, descobriu, era a ação dos microorganismos. Não era uma constatação pacífica; explicar a fermentação pela presença de microorganismos, dizia o famoso químico Justus von Liebig (1803-1873), é raciocinar como a criança "para quem a torrente do Reno é causada pelo movimento das rodas dos moinhos". Mas o jovem Pasteur levava uma vantagem sobre Liebig: dominava o microscópio. A sua familiaridade motivou uma consulta por parte de um fabricante de vinhos, insatisfeito com a qualidade do produto. Pasteur mostrou que a fermentação, até então considerada um processo puramente químico, de acordo com a concepção de Liebig, era na verdade causada por microorganismos. A indústria do vinho pediu-lhe então que investigasse um meio de evitar que o produto azedasse. Pasteur descobriu que o aquecimento do produto por um curto período matava o microorganismo produtor do vinagre, sem prejudicar o vinho. Esse processo veio a ser conhecido como pasteurização.

A consulta seguinte veio dos fabricantes de seda, à beira da ruína por causa de uma doença que afetava os bichos-da-seda. Pasteur constatou que se tratava de um problema infeccioso, evitável pela separação dos ovos contaminados. Daí passou ao cólera aviário e ao antraz, preparando imunizantes para ambas as doenças.

As descobertas despertaram animosidade, sobretudo entre os médicos que não aceitavam a "teoria infecciosa" da doença. Membro da Academia de Medicina — eleito pela escassa vantagem de um voto —, sustentou várias e ásperas polêmicas. Agressivo, conhecedor do maquiavelismo no meio científico, Pasteur cobrava de seus adversários a falta de familiaridade com o laboratório e a microscopia; os doutores, por sua vez, perguntavam: "Onde está o seu diploma de médico?". Por vezes, passava por momentos dramáticos. Das ovelhas que tinha experimentalmente vacinado contra o antraz, algumas adoeceram, o que lhe causou grande ansiedade; mas por fim as ovelhas vacinadas recuperaram-se, ao passo que as não-imunizadas morreram.

Aos 59 anos Pasteur ficou parcialmente paralisado por um acidente vascular cerebral. Mas não parou de trabalhar. E foi nesse momento que fez a descoberta mais importante de sua carreira.

Estudando a raiva em cães, constatou que a doença (causada por vírus, à época desconhecido) era transmitida pela saliva e estava também presente no sistema nervoso. O tecido nervoso dessecado e injetado sob forma de solução em animais sadios protegia-os da doença. A descoberta despertou enorme interesse, inclusive por parte do imperador dom Pedro II, com quem Pasteur se correspondia. Mas havia o problema da raiva humana, que Pasteur conhecia bem: em criança, nas montanhas Jura, vira os ferimentos de muitas pessoas atacadas por lobos raivosos serem cauterizados com ferro em brasa. Segundo suas anotações, Pasteur experimentou secretamente a vacina em duas pessoas, uma das quais sobreviveu, mas o caso que passou à história foi o de Joseph Meister. Esse menino de nove anos foi trazido da Alsácia pela mãe desesperada: mordido por um cão raivoso, seguramente desenvolveria a doença e morreria. Pasteur inoculou-o com o imunizante que havia preparado. Joseph Meister salvou-se.

A repercussão da notícia foi enorme. Nas enquetes de opinião, o nome de Pasteur era mais lembrado que o de Napoleão e Carlos Magno. Dezenove camponeses russos, atacados por um lobo raivoso, dirigiram-se a Paris: a única palavra que sabiam dizer em francês era *Pasteur*. O cientista conseguiu imunizar dezesseis deles, recebendo uma condecoração do czar.

Com apoio popular e governamental, Pasteur estabeleceu o instituto que leva o seu nome, e onde trabalharam famosos cientistas, como Émile Roux, um dos descobridores do soro antidiftérico, A. Yersin, que descobriu, junto com Kitasato, o bacilo da peste bubônica, Albert Calmette, um dos criadores do BCG (Bacilo de Calmette e Guérin), Ilia Metchnikoff, que elaborou a teoria da fagocitose, e o brasileiro Oswaldo Cruz. Pasteur soube entender os desafios científicos de seu tempo e dar-lhes resposta adequada.

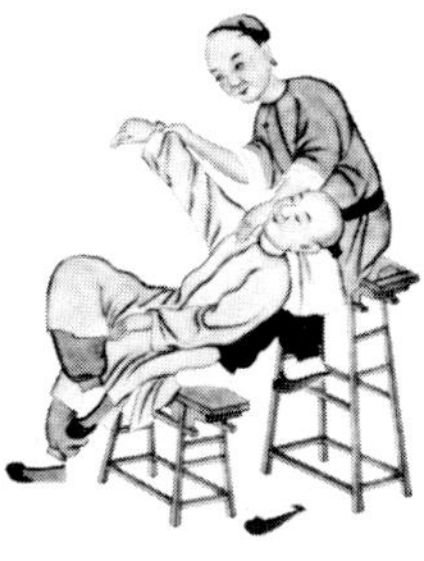

O objetivo das investigações teria de ser dirigido primeiramente à demonstração de algum organismo predador, alheio ao organismo, passível de ser apontado como a causa da doença.

Apesar da existência do microscópio, a demonstração de "organismos predadores alheios ao organismo" não se constituiu em preocupação da medicina senão no final do século XIX. A esse empreendimento Robert Koch (1842-1910), o autor da frase acima, dedicou seus esforços. Graduado em Göttingen, Koch foi médico militar na guerra franco-prussiana. Terminado o conflito, estabeleceu-se como clínico numa pequena cidade da Prússia Oriental. Teve sucesso, mas sua vocação era a bacteriologia; para uso próprio montou um pequeno laboratório. Seus primeiros estudos foram sobre o agente causador do antraz. Isolou o germe em culturas puras e mostrou a formação de esporos. A publicação de seu trabalho consagrou-o de imediato como brilhante pesquisador. Foi convidado a fazer parte do Conselho Imperial de Saúde, que não só elaborava normas sanitárias como era um centro de pesquisa epidemiológica. Lá, Koch demonstrou que, no processo de esterilização, o vapor era mais útil que substâncias químicas, pois matava os germes e os esporos. Mas a sua grande descoberta ainda estava por vir.

Em 24 de março de 1882 Koch informou à Sociedade de Fisiologia de Berlim que tinha descoberto o bacilo causador da tuberculose. Dessa forma, ele provou que a doença era causada não pela desnutrição (que é um fator predisponente) mas por um microorganismo. Mais que isso, estabeleceu os postulados básicos da teoria microbiana da doença: o agente causador tinha de ser demonstrado em cada caso, por isolamento em cultura pura; o agente não deveria ser encontrado em nenhuma outra doença; o agente deveria produzir a doença em animais de laboratório, e deveria ser recuperado destes.

Embora tivesse estudado outras enfermidades, viajando pelo mundo para fazê-lo, Koch voltava constantemente ao problema da tuberculose. Descobrir a causa não era suficiente; era preciso encontrar uma forma de tratamento. Num congresso médico internacional realizado em 1890, anunciou que tinha descoberto uma substância capaz de impedir o crescimento do bacilo da tuberculose, tanto no laboratório como no paciente. Essa substância, um extrato da cultura de bacilo, era a tuberculina. Como arma terapêutica, revelou-se um fracasso, frustrando as esperanças dos doentes que acorriam em massa a Berlim para se tratar. A real utilidade da tuberculina era no diagnóstico, como foi descoberto mais tarde. Apesar do desapontamento, Koch recebeu o prêmio Nobel de Medicina em 1905. Por outro lado, a quimioterapia antituberculosa reduziu dramaticamente o problema. O que não poderia ocorrer sem a descoberta do agente causador. "Uma vitória da ciência", disse Koch em seu trabalho fundamental, *A etiologia da tuberculose.* Um entusiasmo mais que justificado.

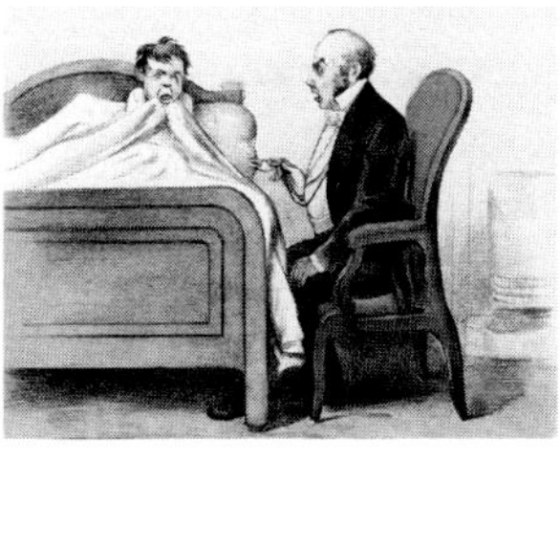

Fico satisfeito quando me dou conta de que tenho duas profissões, não uma. A medicina é a minha esposa legal, a literatura a minha amante. Quando canso de uma passo a noite com a outra. Pode não ser uma situação habitual, mas evita a monotonia; ademais, nenhuma delas sai perdendo com minha infidelidade. Se não tivesse minha atividade médica, dificilmente poderia consagrar à literatura minha liberdade de espírito e meus pensamentos perdidos.

Anton Tchekhov (1860-1904) é talvez o mais conhecido dos médicos escritores. O mestre da história curta, ele desenvolveu também uma intensa atividade profissional. Humilde doutor de distrito (*zemstvo*), exercendo clínica geral, trabalhou muito, e não apenas atendendo pacientes: reformador social infatigável, dedicou-se a melhorar as condições de vida da população, promovendo a construção de estradas, criando bibliotecas. Mais tarde, já doente de tuberculose, foi para a distante ilha de Sacalina, um inferno que recebe prisioneiros russos deportados, para ali estudar o sistema penal.

Enquanto isso, escreve. A atividade profissional proporciona-lhe material para a ficção: "Não tenho dúvida: os estudos médicos influenciaram muito minha atividade literária. Eles alargaram consideravelmente o campo de minhas observações [...]". Procurava assim conciliar "as duas culturas" de que falaria mais tarde C. P. Snow, a cultura humanística e a cultura científica. Só vê um segredo para exercer os dois ofícios: "É preciso trabalhar, trabalhar com amor, trabalhar com fé".

Não faltam médicos em suas obras. Como ele, são personagens que cultuam o pensamento: o dr. Raguin, de *A enfermaria número 6*, leitor de Marco Aurélio; o professor Stepanovitch, de *Uma história banal*, médico e poeta. Sua ficção caracteriza-se pelo realismo. Gorki: "Nada há nos contos de Tchekhov que não exista na realidade. A impressionante força de seu talento reside no fato de que ele jamais inventa". O escritor, dizia Tchekhov, "deve antes de tudo tornar-se um observador arguto e incansável; a capacidade de observação deve ser nele uma segunda natureza". Uma recomendação que se aplica, sem dúvida, ao exercício da clínica.

Cada vez mais doente, Tchekhov procura em Ialta um clima melhor. A tuberculose, contudo, avança implacavelmente. "A fraqueza e a tosse persistem", escreve numa carta. "Mas escrevo todos os dias, ainda que seja pouco." Sua última obra é *O jardim das cerejeiras*. Um sucesso, que chega demasiado tarde.

"Trabalharemos para os outros sem descanso", escreveu. "E quando chegar nossa hora morreremos com resignação [...] lançando sobre nossos pesadelos de hoje um olhar de emoção, de sorridente ternura. Repousaremos."

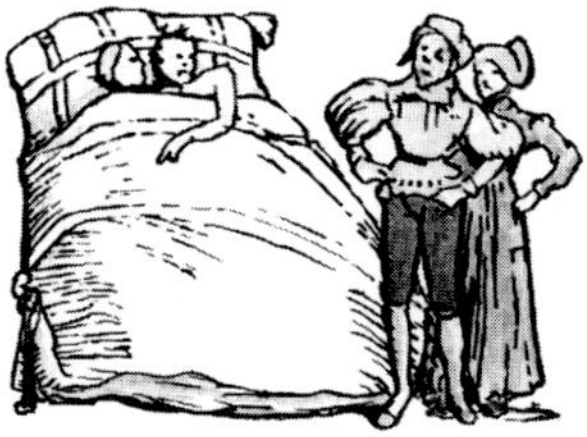

Nossa arte consiste em cuidar do doente, não da doença.

Florence (o nome homenageia Florença, onde nasceu) Nightingale (1820-1910) era de família abastada e foi educada pelo pai em casa. Descontente com a vida social que levavam as moças de sociedade, começou a visitar hospitais. Recebeu então treinamento tanto em enfermagem como em administração e tornou-se diretora de um hospital em Londres.

Em 1854 um relato sobre as péssimas condições de hospitalização dos feridos na guerra da Criméia abalou a Inglaterra. Uma subscrição popular foi aberta, mas faltava quem administrasse o programa de assistência. Florence ofereceu-se, foi aceita, e dirigiu-se de imediato para a frente de batalha, onde estava o enorme hospital de Scutari. O número de pacientes era muito grande, e tinha aumentado depois da desastrada batalha de Balaklava e da trágica carga da Brigada Ligeira. Florence Nightingale dedicou-se com imensa energia à tarefa de organizar a assistência aos feridos, trabalhando às vezes vinte horas seguidas, fazendo à noite rondas solitárias com uma lâmpada na mão (daí a expressão "Dama da Lâmpada").

Não tardou a entrar em choque com as autoridades médicas, por seu desprezo à burocracia e pelas medidas sanitárias que adotava, consideradas radicais. Mandava, por exemplo, ventilar amplamente as enfermarias: "Nunca tenham medo de abrir janelas", dizia a seus auxiliares. "As pessoas não se resfriam enquanto estão na cama; isso é uma falácia. Basta mantê-los aquecidos e ventilar ao mesmo tempo o ambiente." É verdade que essa recomendação baseava-se na teoria do miasma, da qual era adepta (não estava convencida de que bactérias causassem doenças). De todo modo o seu esforço fez baixar a mortalidade hospitalar de 42% para 2% em quatro meses. De volta à Inglaterra, ela — de novo graças a uma subscrição popular — fundou uma escola de enfermagem, onde pôs em prática as suas idéias.

Que continuavam a provocar controvérsia. Preconizava uma reforma tão abrangente que tornasse dispensável a profissão médica — motivo pelo qual opunha-se a que as mulheres cursassem medicina. Sua postura gerava resistências e ásperas críticas; mas não há dúvida de que, graças à sua vontade férrea, abriu um dos caminhos pelos quais a enfermagem se tornaria uma profissão cientificamente estruturada e não apenas um ato de filantropia ou caridade religiosa.

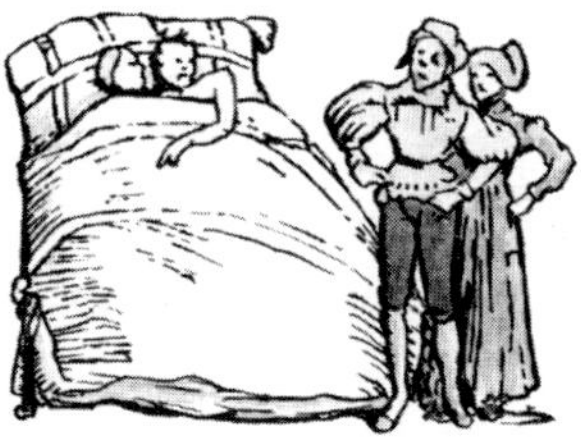

O ambiente cósmico é o mesmo, seja para seres vivos, seja para a matéria inanimada; mas o meio interno criado por um organismo é específico para cada ser vivo. Este é, do ponto de vista da fisiologia, o único ambiente, o ambiente que fisiologistas e médicos devem estudar.

No início do século XIX, a escola francesa tinha a liderança no campo da fisiologia, graças a pesquisadores que, deixando a especulação de lado, procuravam no laboratório a resposta para as questões referentes ao funcionamento do organismo. Este foi o caso de François Magendie, de Édouard Brown-Séquard e de Claude Bernard (1813-1878), o autor da frase acima. Diferente de seu mestre Magendie, a quem sucedeu na cátedra na Universidade de Paris, e de Brown-Séquard, ambos médicos praticantes, Bernard devotava-se só ao laboratório. Na juventude, trabalhou como auxiliar numa farmácia, ocupação que detestava: queria ser escritor e dramaturgo, e chegou a escrever uma peça de teatro. Com o manuscrito no bolso, foi a Paris, onde seu texto foi recebido friamente. Entrou na faculdade de medicina para ter uma profissão que lhe garantisse a carreira literária — mas a paixão pela fisiologia foi mais forte, e ele dedicou-se integralmente à ciência. Estudou as funções do fígado e do pâncreas, o metabolismo dos glicídios, estabeleceu a conexão entre sistema nervoso e a contração e dilatação das pequenas artérias. Embora fosse um pensador médico criativo, e apesar de seu passado literário, aconselhava: "Ao entrar no laboratório, tire o sobretudo — e também a imaginação".

O conceito de meio interno, sintetizado no trecho acima, é uma de suas grandes contribuições à fisiologia. Bernard se opunha ao vitalismo de Xavier Bichat, para quem matéria viva e não viva eram fundamentalmente diferentes. Bernard dizia que os fenômenos biológicos não eram muito distintos dos da física e da química; a regulação do meio interno estava sujeita a leis — daí a estabilidade.

Bernard é considerado o introdutor da metodologia científica na pesquisa médica. Sua obra, *Introdução ao estudo da medicina experimental*, foi particularmente importante. A medicina, diz, deve começar pela simples observação clínica, mas, se nos limitarmos a tal, "os médicos estarão tão distantes do organismo quanto os astrônomos dos planetas". As idéias médicas serviriam de ponto de partida para a investigação; mas, ao fim e ao cabo, os fatos decidiriam tudo, porque os fatos, sustentava, são o ar do cientista.

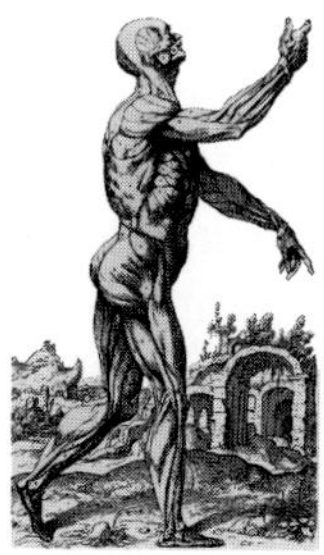

Meus senhores, a ciência é coisa séria, e merece ser tratada com seriedade. Não dou razão dos meus atos de alienista a ninguém, salvo aos mestres e a Deus.

Em *O alienista*, Machado de Assis (1839-1908) introduz a figura do dr. Simão Bacamarte, um alienista que, baseado em sua autoridade, assume o controle da pequena cidade de Itaguaí, transformando-a num verdadeiro laboratório para suas absurdas experiências. Figuras conhecidas da cidade vão sendo recolhidas à Casa Verde, o hospício, bastando para tal uma decisão do dr. Bacamarte (o nome é significativo: como uma arma de fogo de grosso calibre, ele liquida os inimigos). É verdade que há uma rebelião, e que os rebeldes assumem o poder, mas mesmo eles não podem prescindir do alienista, que, no entanto, chega a uma conclusão: como a maioria da população é de alienados, o hospício deve ser destinado aos sãos. Recolhe-se ele mesmo à Casa Verde, onde vem a morrer.

Como todo grande escritor, Machado capta, nessa pequena mas admirável obra, o clima então reinante no país com relação à doença mental. Até o século XIX, os loucos eram mais ou menos tolerados nas vilas e sociedades, constituindo-se por vezes em personagens pitorescos. Mas a partir de 1830 os médicos começam a reivindicar o direito de lidar com a vesânia, a alienação, a demência — a loucura, enfim. Em 1852 começam a ser criados os grandes hospícios do país, o Dom Pedro II no Rio, o Juquery em São Paulo e, depois, o São Pedro em Porto Alegre, a Tamarineira no Recife. Era o período de crescimento das cidades brasileiras, com a formação de aglomerados urbanos em que reinavam a miséria, a doença, a violência. A multidão (cuja psicologia seria objeto de um estudo publicado pelo psicólogo francês Gustave le Bon em 1895) enchia as ruas, representando um perigo potencial: "Os fenômenos sociais aí se realizam por explosão, por contágio súbito", escrevia o psiquiatra Francisco Franco da Rocha, fundador do Juquery e um dos pioneiros do alienismo. Além disso, havia a degeneração social representada pelos negros, pela mestiçagem e, para alguns, também pela imigração, que estaria trazendo ao Brasil o "rebotalho" europeu. A polícia reprimia com violência a transgressão, aí incluída a capoeiragem e o maxixe. O hospício surge assim em parte para complementar o papel da prisão. É uma instituição cara: no começo do século XX, o Juquery consome metade das verbas estaduais destinadas à saúde pública. As formas de tratamento são poucas e de valor duvidoso: duchas e outros tipos de balneoterapia, por exemplo. Mas os alienistas não se sentiam obrigados a justificar seu trabalho: "É ciência e basta", dizia Franco da Rocha. Esse quadro persistiu até os anos 50, quando a descoberta de novas drogas esvaziou os hospícios em todo o mundo — e também no Brasil.

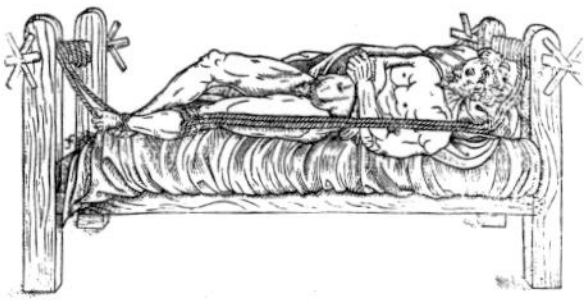

Um cirurgião é um médico que sabe operar — e que sabe quando não deve operar.

Este alerta contra a tentação intervencionista é do suíço Theodor Kocher (1841-1917), pioneiro na cirurgia da tireóide. Operou centenas de casos de bócio, o crescimento da glândula, que, por falta de iodo na alimentação, era endêmico na Suíça; mas, consternado com as complicações (disfonia resultante de lesão nos nervos da laringe, cãibras e tetania por falta das paratireóides, removidas junto com a tireóide, e — mas este acréscimo era um erro dele — o cretinismo, lentidão mental resultante da falta do hormônio tireóideo), assumiu "total responsabilidade" pelas conseqüências das operações que fez, julgando-se, ademais, no dever moral de alertar os colegas. Franqueza semelhante, aliás, à do cirurgião Abraham Coles (1773-1843), que, assistindo a uma necrópsia de um paciente seu, disse aos colegas que, evitando embora acusá-lo, discutiam a causa da morte: "Senhores, não adianta tergiversar: eu matei o paciente". Famoso cirurgião, Coles descreveu a fratura da extremidade distal do rádio que leva o seu nome.

Diferente foi a trajetória de Ernst Ferdinand Sauerbruch (1875-1951), famoso cirurgião torácico, a quem se deve, entre ou-

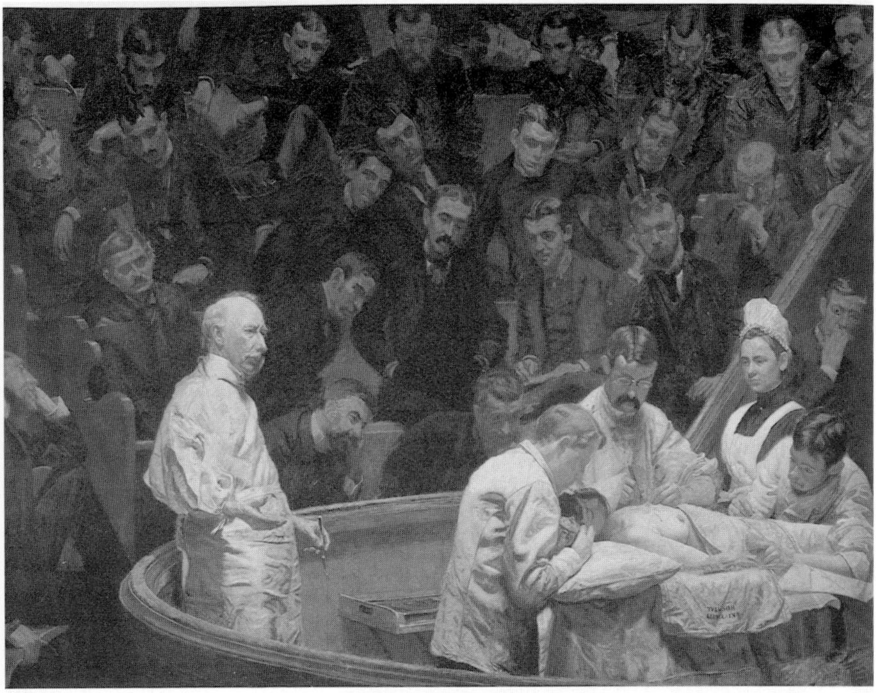

tras coisas, a invenção de uma câmara de pressão negativa para operar pulmões sem que estes entrassem em colapso.

Sauerbruch era um homem de hábitos pouco usuais. Antes de entrar para a sala de cirurgia comia metade de uma pêra (a outra metade era oferecida a um eventual convidado), tomando um quarto de garrafa de champanhe. Ganhava muito bem, mas sempre tinha problemas com dinheiro: "Não posso entender como o senhor está sempre com saldo devedor", disse-lhe o diretor do banco. Resposta de Sauerbruch: "Se o senhor, que é diretor do banco, não entende, como vou eu entender?".

Chefe de cirurgia do Hospital Charité, em Berlim, Sauerbruch deixou-se usar pela propaganda nazista. Senil, cometia graves erros no ato cirúrgico. Os assistentes, que tinham medo dele, reoperavam os pacientes às escondidas. Finalmente, ele foi privado do seu posto, mas continuou operando — na cozinha de sua casa, com resultados catastróficos.

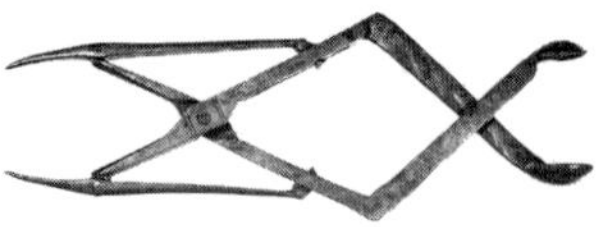

A doença nada mais é que a vida em condições alteradas.

Para os gregos antigos, a doença era um processo geral, envolvendo o desequilíbrio dos humores, um meio ambiente insalubre e estímulos externos nocivos. Morgagni localizou a doença no órgão, Bichat no tecido. A Rudolf Ludwig Carl Virchow (1821-1902) coube identificar a célula como a unidade básica da vida e da doença.

Na Pomerânia, onde Virchow nasceu, a hegemonia dos *junkers* prussianos era particularmente intensa e se fazia também sentir no Friedrich-Wilhelms Institut, misto de escola médica e academia militar onde ele estudou. Virchow aprendeu medicina — e aprendeu também a mirar a sociedade com um olhar crítico.

Admitido no Hospital Charité, em Berlim, Virchow fez de imediato dois trabalhos da maior importância: um estudo sobre a leucemia (o termo é de sua autoria) e outro sobre trombose e embolia, com o qual esclareceu um mistério de séculos: a origem da embolia pulmonar. Virchow mostrou que um coágulo formado nas veias da perna ou da bacia poderia se deslocar, ocluindo uma artéria no pulmão. A idéia segundo a qual a patologia é uma variante da fisiologia provocou espanto entre os médicos, acostumados a pensar na doença como algo que "entra" no corpo. Aos 26 anos, Virchow já havia feito uma revolução na medicina.

E logo se envolveria na revolução social. Enviado (a seu pedido) para investigar uma epidemia de tifo entre tecelões na Silésia, elaborou um relato contundente. Nele culpa a oligarquia prussiana pela miséria da região da qual se origina, segundo diz, a doença. O problema não é o tifo, é a falta de escolas, de estradas, de apoio à agricultura. O relatório de Virchow apareceu, e não por coincidência, no mesmo ano de 1848 em que Marx e Engels publicaram o *Manifesto comunista*. Foi também o ano em que as tensões sociais na Europa explodiram, sob a forma de revolta, em várias cidades, Berlim inclusive. E lá estava Virchow, lutando nas barricadas. Eleito para a Dieta prussiana, não pôde assumir — não tinha idade suficiente —, mas continuou expondo suas idéias libertárias no periódico *Reforma Médica*, por ele criado. Presença incômoda, as autoridades respiraram aliviadas quando ele deixou Berlim para assumir a cátedra de patologia em Würzburg, na Bavária. Aos poucos, foi voltando para a ciência, no anticlímax que se seguiu às revoluções de 1848. Como escreveu em seu diário Ferdinand Cohn, depois famoso bacteriologista: "A Alemanha está morta, a França está morta, a Itália está morta, a Hungria está morta. Só o cólera e as cortes marciais são eternos". Virchow prosseguiu seus estudos, publicando em 1858 sua obra principal, *Die Cellularpathologie*. Partia dos trabalhos de Matthias Schleiden (que, depois de fracassar como advogado e ter tentado o suicídio metendo uma bala na cabeça, dedicara-se à biologia) e de Theodor Schwann, segundo os quais a unidade básica do organismo é a célula. Baseado nessa idéia, Virchow via na célula a sede primária da patologia. Um princípio verdadeiramente revolucionário.

Em 1859 Virchow voltou à política, primeiro como membro do Conselho Urbano de Berlim, depois na Câmara dos Deputados da Prússia. Destacou-se de imediato como reformador progressista, preocupando-se com o saneamento urbano. Depois, passou a enfrentar o "Chanceler de Ferro", Otto von Bismarck. Representante dos latifundiários, Bismarck era contudo suficientemente esperto para fazer concessões à classe trabalhadora, com o objetivo de — suas palavras — "roubar o trovão dos socialistas". Mas Virchow incomodou tanto que Bismarck desafiou-o para um duelo. Virchow disse que aceitaria, desde que se tratasse de um duelo a bisturi. A luta nunca se realizou.

Mais tarde, Virchow dedicou-se à antropologia e à etnologia. Fundou o Museu de Etnologia de Berlim, que teve entre seus primeiros diretores o famoso Franz Boas, professor de Margaret Mead. Promoveu um levantamento das características físicas de escolares alemãs, e mostrou que não havia característico nenhum de "raça pura" — uma resposta antecipada às idéias de Adolf Hitler, que nasceria três anos depois, em 1889.

A típica agenda de Virchow foi assim descrita por um de seus assistentes, Felix Semon: "Um exame das oito às dez, uma aula de microscopia das dez ao meio-dia, conferência do meio-dia à uma, sessão do Reichstag das duas às cinco, reunião do Conselho Urbano das cinco às seis, parlamento prussiano das seis às sete, reunião da Sociedade de Medicina ou da Sociedade Antropológica ou trabalho de comitê ou conferência ao público, das sete às nove".

Enormemente popular, Virchow engajou-se em causas humanitárias até o fim de sua vida. Quando terminou a guerra franco-prussiana, escreveu: "Possa agora o mundo da ciência promover a reconciliação de corações e mentes".

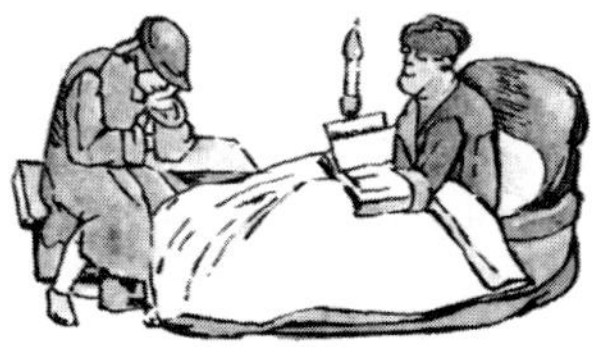

Prezado senhor: estou escrevendo para informar que descobri um preparado que, inalado por uma pessoa, coloca-a em sono profundo ao cabo de uns poucos momentos. A duração do sono pode ser regulada à vontade. Nesse estado, o paciente pode ser submetido às mais drásticas operações cirúrgicas ou dentárias; não sentirá a menor dor. Aperfeiçoei o referido preparado, e meus representantes assegurarão os meus direitos sobre ele.

A carta escrita por William Thomas Green Morton (1819-1868) comunica a descoberta da anestesia e, ao mesmo tempo, mostra o conflito acarretado por tal descoberta.

Até meados do século XIX o problema da dor cirúrgica estava em segundo plano. Substâncias tinham sido usadas desde a Antiguidade, e também o hipnotismo, mas, na prática, o único recurso disponível para aliviar o sofrimento do paciente era a bebida alcoólica.

Quatro nomes estão associados à introdução da anestesia. Os quatro são norte-americanos; de fato, o procedimento anestésico foi a primeira grande contribuição americana à medicina. Crawford Williamson Long (1815-1878), estudante de medicina na Universidade de Filadélfia, tomou conhecimento das experiências que então eram feitas, sob orientação do notável médico e político Benjamin Rush, com éter e óxido nitroso. Este último, o "gás hilariante", era usado em espetáculos públicos. Um cartaz da época promete que, inalando o óxido nitroso, os interessados "rirão, cantarão, dançarão, falarão ou lutarão, de acordo com o traço dominante de seu caráter". Advertindo que o gás será administrado somente "a senhores de grande respeitabilidade", o anúncio garante: "Aqueles que experimentam o gás uma vez querem repetir: não há exceção a essa regra. Não há palavras capazes de descrever a deliciosa sensação que se produz".

Long estava mais interessado no éter. Um de seus pacientes, que inalava regularmente a substância, tinha dois cistos no pescoço. Long convenceu-o a se deixar operar sob efeito do éter, o que foi feito praticamente sem dor. Ao cabo de alguns anos, Long tinha alguma experiência com o uso do éter como anestésico — mas, modesto, não informou os círculos científicos sobre os resultados de seu trabalho.

Em 1844, Horace Wells (1815-1848), um dentista de Hartford, foi assistir a uma demonstração pública de gás hilariante. Sob efeito da substância, um dos voluntários feriu a perna a ponto de sangrar — mas não sentiu dor. Wells ficou impressionado. Depois da apresentação convenceu o homem que fazia a apresentação a usar o óxido nitroso na extração de um dente. O paciente foi o próprio Wells. Um colega arrancou-lhe um molar sem maiores problemas. Acordando, Wells exclamou: "Começou uma nova era na extração dentária".

O passo seguinte era introduzir o óxido nitroso na cirurgia, e para isso Wells pediu a ajuda de Morton, de quem tinha sido professor. Wells foi convidado a fazer uma demonstração na Universidade de Harvard. Era uma extração dentária, mas, segundo Wells, por ter sido aplicado pouco óxido nitroso, o paciente sentiu dor. "Muitos disseram que aquilo era uma farsa", escreveu depois. "Esse foi o agradecimento que recebi em troca de um serviço gratuito."

O desastroso incidente foi o início da desgraça de Wells. Humilhado, ele vendeu a sua clínica e procurou outros meios de ganhar dinheiro. E então, em 16 de outubro de 1846, Morton ministrou éter a um paciente que foi operado, sem dor, de um tumor no pescoço pelo famoso John Collins Warren, um dos fundadores do Massachusetts General Hospital, para quem, se os famosos cirurgiões do passado, como Paré e Hunter, "pudessem ver o que nossos olhos viram, eles ansiarão por se juntar a nós". Três dias depois Morton escreveu a carta a Wells, como parte de suas providências para assumir a paternidade da anestesia (o termo foi cunhado por Oliver Wendell Holmes). Com a mesma finalidade, Wells viajou a Paris, tentando obter a chancela da Academia de Medicina e Academia de Ciências, e Charles Thomas Jackson (1805-1880), o químico que tinha assistido a Morton no uso do éter, dirigiu-se ao Congresso americano.

O fim de Wells foi trágico. Preso em Nova York sob a acusação de ter atirado ácido sulfúrico em prostitutas, viciado em clorofórmio (com o qual também fez experiências), acabou suicidando-se. "Não poderia viver e ser chamado de vilão", dizia no bilhete que deixou. Doze dias depois chegou uma carta dizendo que a Sociedade Médica de Paris reconhecia-o como o descobridor da anestesia.

Jackson mudou de posição e reconheceu que ao modesto Long cabia o mérito de ter pela primeira vaz usado o éter. Já Morton continuou sua luta para obter a patente. Com isso, atraiu a fúria da Associação Médica Americana, que considerou a sua atitude "conduta desonrosa". No verão daquele ano de 1868 Morton estava em Nova York, e resolveu levar sua esposa a passear de charrete no Central Park. Subitamente, atirou-se no lago; saiu dele, mas para jogar-se contra uma cerca, na qual bateu com a cabeça — morrendo de hemorragia cerebral. "Inventor da anestesia", dizia seu epitáfio. Quando Jackson leu essa inscrição, ficou tão perturbado que teve de ser recolhido a um hospício, onde veio a morrer. Quanto a Long, veio a morrer de acidente vascular cerebral, enquanto fazia um parto. "Cuide primeiro da mãe e da criança", disse à atendente, antes de tombar inconsciente sobre o leito da paciente. Que tinha sido anestesiada com éter.

Os dois meses em Plymouth foram os mais miseráveis de minha vida. Eu estava deprimido com a idéia de deixar minha família e amigos por um longo período [...] Incomodavam-me palpitações e dor na região do coração e, como muitos jovens ignorantes, especialmente aqueles com um arremedo de conhecimento médico, estava convencido de que sofria de uma doença cardíaca. Mas não consultei médico; antecipava um veredito impedindo-me de viajar, e estava disposto a ir de qualquer maneira.

Famoso hipocondríaco, Charles Robert Darwin (1809-1882) descreve neste texto os sofrimentos pelos quais passou às vésperas da viagem no *Beagle*, que lhe proporcionaria os subsídios para a teoria da evolução. Tendo muito cedo perdido a mãe, Darwin foi criado pelo pai, um médico descrito por um parente como um verdadeiro tirano, dentro dos rígidos princípios da moral vitoriana. Satisfazendo os desejos paternos, Darwin estudou medicina na Universidade de Edimburgo (o que explica o "arremedo de conhecimento médico" mencionado acima) mas abandonou o curso depois de assistir duas operações que lhe causaram mal-estar. Desde a infância, aliás, sofria de problemas gastrintestinais, formigamento nas mãos e outros sintomas claramente emocionais, encarados pelo pai com impaciência. Foi só na mulher,

Emma, que ele encontrou uma paciente ouvinte para suas queixas: "Sob tua proteção sinto-me seguro", escreveu. Aos poucos, Emma foi se tornando uma verdadeira enfermeira, sempre ao lado do marido, vigiando para que descansasse, para que não se aborrecesse. Passeios, alimentação simples, massagens acalmavam-no; mas o trabalho de escrever *A origem das espécies* (1859) provocava a volta dos sintomas: "Esta obra é a causa da maior parte dos males de que sofre minha carne".

O termo *hipocondria*, tal como aparece, por exemplo, nos aforismos de Hipócrates, designa a região anatômica situada sob as cartilagens costais (do grego *hipo*, "sob", *condros*, "cartilagem"). Galeno, no século II, associou a palavra a uma série de manifestações digestivas, o que faz certo sentido, pois o fígado fica no hipocôndrio direito. Mais tarde, hipocondria foi ligada à melancolia. O que de novo tem explicação: melancolia vem de *melanos*, "negro", e *chole*, "bile": a bile negra, secretada pelo fígado, seria a causa do humor melancólico. De outra parte, no hipocôndrio esquerdo fica o baço, também ligado à depressão, como evidenciado pela palavra inglesa *spleen*.

Durante a Idade Média, a hipocondria e a atenção ao corpo de maneira geral ficaram em segundo plano: essencial era a salvação da alma. Mas a Idade Moderna trouxe consigo uma nova sensibilidade, como o demonstra a obra de Robert Burton, *A anatomia da melancolia* (1621), que lista uma série de sintomas associados à depressão: "súbitos arrotos, gases e gargarejos nos intestinos, suores frios, zumbidos nos ouvidos, tonturas". Numerosos tratados sobre hipocondria apareceram então, como *Discourse on the hypochondria melancholy*. "A hipocondria afeta todas as pessoas", escreveu James Boswell, "do mais sábio ao mais tolo." George Cheyne, famoso médico do século XVIII, sustentava que um terço de seus compatriotas sofria de hipocondria: *The English malady* é o título da obra que escreveu a respeito, publicada em 1733. Nela, Cheyne explicava que a expressão era aplicada aos ingleses por "estrangeiros e nossos vizinhos do continente". Quisera eu que não houvesse motivos para isso, diz, mas motivos existem: a umidade do ar, a variabilidade do clima, a inatividade, as cidades populosas e insalubres, tudo isso causa perturbações nervosas.

Certamente a hipocondria tem conotações culturais. Em asiáticos foi descrita, em 1936, uma forma de aguda ansiedade relacionada ao pênis; o paciente tem a fantasia de que o órgão está diminuindo de tamanho e entra em pânico. Já entre estudantes de medicina é conhecida a "síndrome do terceiro ano": ao entrar no ciclo clínico da faculdade o aluno apresenta uma série de sintomas, freqüentemente relacionados com os casos que observou.

É grande o número de hipocondríacos famosos: Molière, Voltaire, Swift, Kant, Beethoven, Gide. Talvez seja o preço pago por pessoas que têm talento e sensibilidade, mas a hipocondria definitivamente não parece ser um pré-requisito para a criatividade.

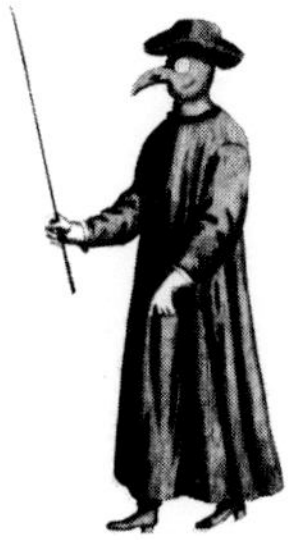

Claramente: o mais prático dos sóis,
o sol de um comprimido de aspirina:
de emprego fácil, portátil e barato,
compacto de sol na lápide sucinta.

Muitas pessoas sofrem de dor de cabeça, mas só um grande poeta como João Cabral de Melo Neto poderia fazer uma homenagem ao medicamento tão comumente usado para essa situação.

Antiga companheira do ser humano, a dor vem sendo combatida há séculos; mandrágora, substâncias com hiosciamina e álcool eram usadas desde há muito, mas, curiosamente, a analgesia não fazia parte da *materia medica* até a Renascença. A partir do século XVII, o ópio passou a ser usado praticamente como droga única, até que o desenvolvimento da pesquisa farmacêutica resultou na síntese de novos analgésicos. Em 1897 o químico alemão Felix Hoffmann, trabalhando no laboratório da Bayer, conseguiu sintetizar o ácido acetil-salicílico. Hoffmann era um pesquisador, mas também era motivado pelo desejo de encontrar uma droga que aliviasse as fortes dores reumáticas do pai.

Esta é uma era de pílulas, diz o escritor inglês Malcolm Muggeridge, e a aspirina nela tem papel de destaque. A aspirina foi homenageada não apenas por pacientes e médicos, mas também por escritores e intelectuais. O filósofo Ortega y Gasset incluiu-a entre as conquistas da modernidade, junto com trens e telégrafo. À aspirina recorreram, entre outros, Thomas Mann (para dor de dentes), Enrico Caruso (para a dor de cabeça) e Agatha Christie (vários usos). João Cabral não é, portanto, exceção. Mas ninguém mais seria capaz de comparar o medicamento, composto mineral compactado, a uma lápide sucinta. Ou a um sol que expulsa a noite da dor, trazendo o tão esperado (ainda que provisório) alívio.

Oh, Roentgen, então é verdadeira a notícia
e não produto de algum vão rumor:
é preciso que nos cuidemos de ti
e de teu sarcástico e macabro humor.
Não queremos, como o doutor Swift,
despir-nos de nossa carne e posar
só em ossos, para que possas
em cada buraco meter o olhar.
Ao mais fiel namorado não agradaria
ver o nu esqueleto de sua amada,
o amor a tal não agüentaria,
a paixão estaria para sempre olvidada.

Com estes versos o jornal satírico inglês *Punch* saudou a descoberta de Wilhelm Conrad Roentgen (1845-1922). Professor de física e diretor do Instituto de Física da Universidade de Würzburg, Roentgen interessou-se pelas experiências realizadas com a ampola de Crookes, um tubo com vácuo parcial dentro do qual havia um eletrodo positivo e outro negativo. Verificou que as radiações emitidas podiam penetrar os objetos sólidos, mais facilmente através de alguns, menos facilmente através de outros — como os ossos, que se tornavam visíveis tanto em pantalhas fluorescentes como em chapas fotográficas. Em fins de 1895 Roentgen comunicou o resultado de suas experiências à Sociedade de Física Médica de Würzburg.

A nova descoberta teve repercussão imediata sobretudo nos Estados Unidos, onde o *St. Louis Post Dispatch* descreveu-a como "quase sobrenatural". As imaginações se incendiaram: o invento de Roentgen era um "olho fantástico" do qual nada escaparia. Demonstrações do poder dos raios X eram feitas para o público em geral; nova-iorquinas elegantes radiografavam as mãos cheias de jóias para mostrar que "a beleza não estava só na pele, estava nos ossos também". Apesar dos versos do *Punch*, dar a própria radiografia ao amado tornou-se moda. Numa das demonstrações, uma mulher perguntou ao encarregado se poderia, sem que seu namorado desconfiasse, radiografá-lo: queria saber se o pretendente era sadio por dentro. Uma mulher, tendo perdido o anel na massa de pastéis que preparava, localizou-o com o auxílio dos raios X.

A radiografia revolucionou os métodos clássicos de diagnóstico, sobretudo depois que métodos auxiliares foram a ela associados: por exemplo, o uso de contraste em exames do aparelho digestivo, introduzido já em 1896 pelo fisiólogo Walter B. Cannon. Ao mesmo tempo, começaram os processos contra médicos, em situações nas quais a radiologia evidenciava erros de diagnóstico. A partir de 1905 começaram a surgir relatos de problemas inequivocamente causados pela radiação. Uma das primeiras vítimas foi Thomas A. Edison, que tentou (inutilmente) usar os raios X para obter imagens do cérebro.

Um aspecto importante da radiografia é que, diferente do oftalmoscópio, por exemplo, que só podia ser usado por um médico de cada vez, permitia que vários profissionais vissem a radiografia ao mesmo tempo: o diagnóstico já não era um exercício individual, mas podia ser uma atividade em grupo. Além disso, abriu o caminho para uma série de outros procedimentos diagnósticos, dos quais a ecocardiografia é um exemplo.

C'est toujours la chose génitale.

Jean Martin Charcot (1825-1893) marcou sua carreira com uma série de brilhantes trabalhos, sobretudo sobre a histeria. Jovem de sensibilidade artística, teria sido pintor ou arquiteto, mas, como também gostava de ler, o pai encaminhou-o à medicina. Tornou-se interno na Salpêtrière; a esse antigo hospital ficou desde então ligado. Professor da primeira cadeira de neurologia criada no mundo, Charcot estudou diferentes desordens do sistema nervoso. Em 1870 assumiu a chefia de uma nova ala do hospital. Lá familiarizou-se com o estudo da histeria.

Esse termo vinha de longe. Designava, desde a Antiguidade, uma desordem paroxística semelhante à epilepsia (a ala que Charcot chefiava era o Setor da Epilepsia Simples), originada no útero (do grego *hysteros*), considerado um ser autônomo. Hipócrates: "No meio da bacia, encontra-se o útero, órgão sexual que se diria dotado de vida própria. Move-se espontaneamente [...] dirigindo-se para o lado direito, para o esquerdo. Gosta dos odores agradáveis e deles se aproxima". Galeno: "Platão comparou o útero a um animal ávido de procriação que, frustrado em seu desejo, causa desordens em todo o corpo". A histeria seria o resultado do "sufocamento" do útero, manifestando-se por dificuldade de respirar, palpitações, perda da voz, ansiedade, confusão. Na Renascença, esses sintomas eram interpretados como evidência de bruxaria ou possessão, e as vítimas submetidas à Inquisição. "São submetidas a torturas atrozes e abomináveis, até confessarem", escreveu Cornelius Agrippa. Um exemplo famoso dessa "possessão" foi a das ursulinas do convento de Ludun, na Polônia: várias freiras passaram a agir de modo estranho, o que exigiu a intervenção de autoridades eclesiásticas.

No século XVII surge a teoria dos "vapores", inspirada sem dúvida pelas primeiras experiências com máquinas a vapor. Os vapores ácidos, resultantes da "efervescência", da "fermentação", da "acrimônia", dissipam-se nas pessoas equilibradas, sábias; nas histéricas, sobem até o cérebro pelos nervos. Daí o nome do tratado de J. Raulin (1758), *Traité des affections vaporeuses du sexe.*

Todas essas teorias coincidem num ponto: histeria é doença de mulher. E todas envolvem um elemento de condenação: a vítima é culpada. O romantismo, porém, traz uma nova imagem da mulher, que agora está colocada num pedestal (literariamente: esta é a época em que a figura feminina aparece constantemente como alegoria, por exemplo, da Vitória, da Liberdade). Ela é forte, mas é também frágil, precisa ser protegida.

De início, Charcot retorna à teoria uterina e fala de uma "hipersensibilidade ovariana" nas histéricas. Com isso, não são poucos os ovários extraídos para curar a "doença". Depois, experimenta com metais, com a hipnose. Tropeça sempre com um problema: neurologista, ele raciocina em termos de lesões do sistema nervoso — que não existem na histeria. Finalmente, chega à idéia da histeria traumática. À época, tornavam-se comuns os acidentes, sobretudo em estradas de ferro. As vítimas freqüentemente ficavam com sintomas histéricos; por exemplo, paralisias, pelas quais pediam indenização. Mediante hipnose, Charcot produz sintomas semelhantes, mostrando que não se trata de lesão orgânica.

Mas não são apenas acidentes que produzem histeria. Em uma recepção em sua casa, Charcot conta a colegas a história de uma mulher que atendeu e cujo marido é impotente. "Em casos assim", diz, "é sempre a coisa genital, sempre, sempre." Um dos presentes é um jovem médico vienense, Sigmund Freud, que se pergunta: "Se ele sabe, por que não o diz?". Mas Charcot não tinha a ousadia do ginecologista vienense Chroback, que ensina a Freud a seguinte prescrição para histéricas: "*Penis normalis/ dosim/ repetatur*". O pênis normal, em dose repetida, seria a terapia eficaz, grosseiramente formulada, para o distúrbio cuja gênese Charcot estava a ponto de descobrir.

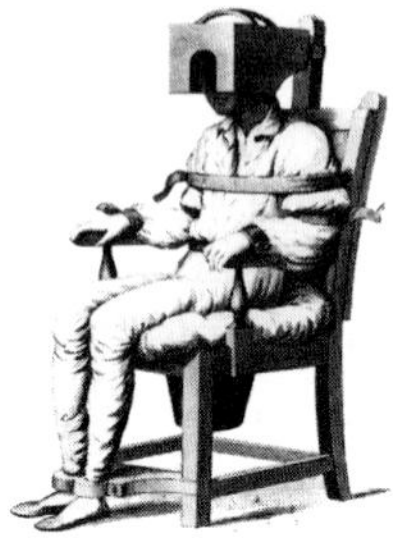

"Eu não suspeitava de que fora atingido. Foi somente uma hora mais tarde que senti um formigamento no pescoço e debaixo dos braços [...] Chegamos a Épernay no meio da noite. Imediatamente fiz uma aplicação de colargol e deitei-me. Continuava a supor que não fosse grande coisa. Mas a árvore brônquica tinha sido mais atingida do que eu de início imaginara [...]

"No dia seguinte, quase nada. Uma leve vermelhidão nas axilas. Alguma irritação cutânea, que parecia benigna. Nenhuma flictena. Mas, nos brônquios, lesões insidiosas, profundas, que só foram descobertas vários dias mais tarde [...] O senhor adivinha o resto: laringotraqueítes sucessivas, bronquites agudas [...] Quase sempre, afonia completa [...]"

Em *Os Thibault,* o escritor francês Roger Martin du Gard (1881-1958, prêmio Nobel em 1937) traça um imenso painel da sociedade francesa no período da Primeira Guerra Mundial, através da família que dá o nome à obra e, principalmente, através dos dois irmãos Thibault. Jacques, socialista e pacifista, morre durante uma patética tentativa de protesto contra o conflito bélico; o avião em que ele planeja lançar folhetos denunciando a guerra cai, ele é capturado e morto. Já Antoine, médico famoso, é atingido por gás de mostarda durante uma inspeção ao front, em 1917.

O gás de mostarda, um composto de carbono, hidrogênio, enxofre e cloro, foi pela primeira vez empregado na guerra química pelos alemães em Ypres (1917); daí o nome de *ypérite*, com que ficou conhecido. O gás causava queimaduras na pele e nas mucosas, afetando também a árvore respiratória. O trecho acima é parte do diálogo entre Antoine e o médico que o atende. Com a precisão de grande clínico, ele descreve em sóbria minúcia os sintomas e sinais da intoxicação pelo gás de mostarda. Seus sofrimentos e sua agonia estão num diário que é a última parte da obra, e que se constitui sobretudo numa longa meditação sobre o absurdo da guerra e sobre as dúvidas que cercam a condição humana: "Três horas da madrugada. Longa insônia, dominada pelo pensamento de tudo o que a morte de um indivíduo arrasta para o olvido. Primeiro me entreguei a este pensamento com desespero, como se fosse verdadeiro. Mas não. Nada verdadeiro. A morte arrasta muito pouca coisa para o nada, muito pouca coisa".

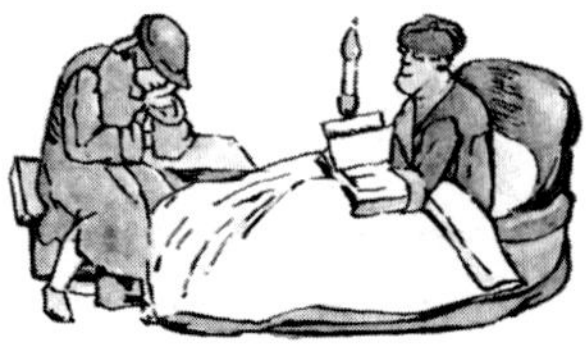

Flectere si nequeo superos, Acheronta movebo.

O verso de Virgílio (*Eneida*, livro XII) foi escolhido por Sigmund Freud (1856-1939) como reveladora epígrafe de sua principal obra, *A interpretação dos sonhos.* "Se não puder dobrar os deuses superiores", diz o poeta, "moverei o Aqueronte." Aqueronte, um dos rios do Inferno, simboliza os deuses que ali reinavam. E de fato, ao escolher os sonhos como a "via real" para o inconsciente, o criador da psicanálise optou por mergulhar em profundezas até então não exploradas.

A aproximação a esse caminho foi gradual. Nascido numa família judaica de classe média na província austríaca da Morávia, Freud decidiu-se pela medicina por um processo de exclusão: não queria ser comerciante como o pai, nem advogado; a carreira médica atraía-o pela dimensão humanística.

Seus primeiros anos como médico, no entanto, foram dedicados à pesquisa; na verdade, por pouco não se tornou conhecido como o introdutor da cocaína na anestesia local; uma visita à noiva retardou o trabalho e nesse meio tempo Karl Koller mostrou que o produto podia ser usado como anestésico em oftalmologia. Os parcos ganhos de pesquisador levaram-no à clínica neurológica e daí à psiquiatria. Estudou com Charcot em Paris;

voltando a Viena, difundiu as idéias do mestre francês sobre a relação entre hipnose e histeria. Encontrou em Josef Breuer, um colega mais velho e com uma boa clínica, um interlocutor e companheiro. Breuer narrou-lhe o caso de uma histérica (Berta Pappenheim, "Anna O.") cujos sintomas desapareciam quando ela, sob hipnose, falava de seus sentimentos hostis contra o pai. Em 1895, Breuer e Freud publicaram *Estudos sobre histeria*, no qual defendiam a tese de que os pacientes histéricos reprimiam memórias traumáticas, e que o tratamento para esses casos seria a expressão. Nessa mesma época, na França, Hypollyte-Marie Bernheim, o criador do termo *psicoterapia,* estava fazendo experiências com sugestão pós-hipnótica. Freud tinha conhecimento de seus trabalhos, mas não tardou a abandonar a hipnose pelo método chamado livre associação, no qual o paciente falava sobre o que lhe ocorria, o que acabava conduzindo, de forma direta ou indireta, às raízes de seus conflitos, em geral oculta no "Aqueronte", isto é, no inconsciente. Freud desenvolveu também a técnica de interpretação, aplicável a sonhos, lapsos e outras formas de "disfarce" dos conflitos.

Essas idéias eram revolucionárias e chocavam a moral vigente numa época de violenta repressão sexual (o que explicava, aliás, a emergência da histeria como problema psiquiátrico). Freud, porém, não estava interessado nos "deuses superiores" e sim na verdade, mesmo que para chegar a ela tivesse de navegar pelos rios do inferno. Graças à sua coerência, a psicanálise acabou por triunfar, como forma de terapia e como teoria da cultura. Freud tornou-se, mais que um terapeuta, um verdadeiro "clima de opinião", nas palavras do poeta Auden. E, no entanto, tudo o que o criador da psicanálise queria era "transformar a miséria histérica em infelicidade comum". Ou manter, nas palavras de Graham Greene (as quais Freud, admirador da literatura, apreciaria), "a lealdade que todos nós temos para com a infelicidade, o sentimento de que ali está o nosso lar".

Era de se esperar que o artista fosse especialmente receptivo para a psicanálise, essa nova e fértil maneira de olhar as coisas. Muitos certamente se aproximarão da psicanálise por causa de sua própria neurose. Mas, neurose à parte, o artista certamente preferiria uma psicologia de base inteiramente nova à ciência oficial.

O caminho da psicanálise pode ser muito útil para o artista. Primeiro, porque confirma o valor da fantasia ou ficção. Quando o artista se examina do ponto de vista analítico, fica evidente para ele que entre as fraquezas de que sofre está a desconfiança em relação à sua vocação, uma dúvida sobre a fantasia. Uma voz alheia dentro dele reforça a postura e a educação burguesas e avalia sua obra como sendo "apenas" ficção. No entanto, a análise ensina a cada artista que essa "apenas" ficção é algo de valor fundamental [...] A análise legitima o artista perante ele mesmo.

Trecho de ensaio escrito em 1918 por Hermann Hesse (1877-1962). O escritor, que viria a receber o prêmio Nobel em 1946, não tinha ainda escrito as obras que o tornariam famoso, como *Demian*, *Siddharta* ou *Der Steppenwolf*. A experiência de Hesse com a psicanálise, diz Miriam M. Reik, não foi apenas um exercício intelectual; por causa de sintomas aparentemente compulsivos, ele procurou um psicanalista na Suíça, em 1916, para tratamento. Ainda que o tratamento possa ter sido pouco ortodoxo, à época em que a psicanálise começava a dar os seus primeiros passos, Hesse parece se ter beneficiado da terapia. Como Thomas Mann, ele via na análise uma aproximação filosófica à fantasia, e, sobretudo, uma busca da verdade interna. "A análise exige uma sinceridade à qual não estamos habituados", escreveu. Uma coisa que considerava mais importante que "o confortável ajuste ao mundo e a seus valores". Para ele, o inconsciente poderia ser uma fonte de solidariedade contra uma sociedade cheia de convenções.

Para Freud, o impulso artístico escapava à análise. Hesse foi mais longe; encontrou no tratamento psicanalítico uma justificativa para a sua literatura cheia de simbologia e de transfiguração psicológica.

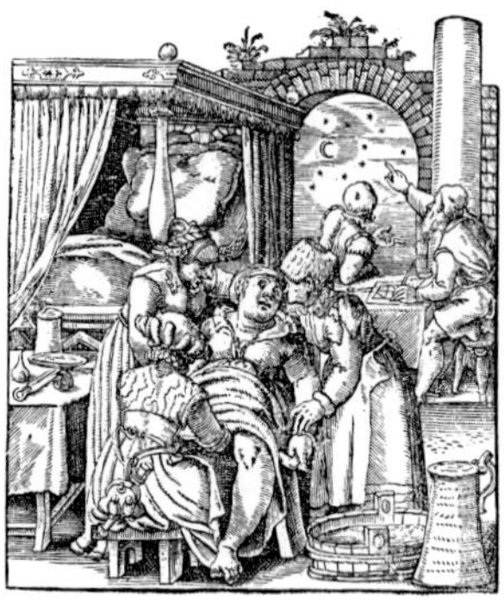

Sempre haverá o *soma*, o delicioso *soma*, meio grama para um descanso de meio dia, um grama para um fim de semana, dois gramas para uma viagem ao esplêndido Oriente, três gramas para uma sombria eternidade na Lua; de onde, ao retornarem, se encontrarão na outra margem do abismo, em segurança no sólido terreno das distrações e do trabalho.

Admirável mundo novo (o título é tirado de *A tempestade* de Shakespeare: "*O, brave new world*"), de Aldous Huxley (1894-1963), publicado em 1932, é, como *1984*, de George Orwell, uma expressão da literatura futurista que, neste século, desempenhou um papel político importante, sobretudo por seu sentido antiutópico. O "novo mundo" de Huxley é uma sombria sociedade em que produção e consumo são os principais objetivos e nos quais a literatura, a arte e a filosofia foram suprimidos. Ford (às vezes o nome é troca para Freud) é glorificado como o pai da padronização; há outras alusões políticas em nomes de personagens, Marx, Lenina. Numa reserva é mantido um "selvagem", John, como remanescente de uma espécie extinta.

De uma família de cientistas (era neto de Thomas Huxley, o famoso biólogo, e irmão do também biólogo Julian Huxley), Aldous Huxley detém-se nos mecanismos biológicos pelos quais o "novo mundo" é controlado, muitos dos quais anteciparam a realidade: a produção de bebês de proveta, o condicionamento psicológico e sobretudo o uso da droga acima mencionada, o *soma*. Resultado do trabalho de "dois mil farmacologistas e bioquímicos", o *soma* é "a droga perfeita [...] euforizante, narcótica, agradavelmente alucinatória [...] todas as vantagens do cristianismo e do álcool, nenhum de seus inconvenientes". Graças ao *soma*, as pessoas podem "proporcionar a si mesmas uma fuga da realidade sempre que o desejarem, e retornar a ela sem a menor dor de cabeça e sem sombra de mitologia".

O *soma* é o equivalente bem-sucedido da lobotomia e dos hospícios para onde eram mandados os dissidentes soviéticos: uma forma de controle social através da mente. Em *Enfermaria 7*, uma sátira ao totalitarismo na União Soviética, Valeriy Tarsis fala das "pílulas da felicidade". É verdade que causam perda de memória, mas "é conveniente para os nossos dominadores que não tenhamos memória — assim esqueceremos o que nos fizeram [...] A apatia é ótima para eles — apáticos não se enfurecem, não protestam, não conspiram". Com o *soma* atinge-se uma situação assim descrita em *Admirável mundo novo*: "O mundo agora é estável. As pessoas são felizes, têm o que desejam e nunca desejam o que não podem ter. Sentem-se bem, estão em segurança; nunca adoecem; não têm medo da morte; vivem na ditosa ignorância da paixão e da velhice; não carregam o peso representado por pais e mães; não têm esposas, nem filhos, nem amantes, ninguém que lhes cause emoções violentas; são condicionadas de tal modo que praticamente não podem deixar de se portar como devem. E, se por acaso alguma coisa andar mal, há o *soma*".

Significativamente, Aldous Huxley foi dos primeiros a usar alucinógenos (o ácido lisérgico) como forma de autoconhecimento, experiência que narrou em *As portas da percepção*. Como escritor, não estava sozinho nessa experiência: Baudelaire usou ópio, Walter Benjamin, haxixe, William Burroughs, drogas diversas. Do ponto de vista intelectual e artístico, os resultados são mais do que discutíveis, sem falar nos riscos. Como Freud demonstrou, o melhor guia para o inconsciente ainda é a consciência munida de coragem e disposição.

— Você viu minhas cicatrizes?

Valerie puxou para um lado sua madeixa negra e mostrou duas marcas, uma em cada lado da fronte, como se em algum tempo tivesse chifres, depois cortados [...]

— Você sabe que cicatrizes são essas? — insistiu Valerie.

— Não. O que são?

— Fui lobotomizada.

Mirei Valerie assombrada, notando pela primeira vez sua marmórea calma:

— E como você se sente?

— Bem. Já não estou furiosa. Antes, eu estava sempre furiosa [...] Agora, posso ir à cidade, ou às lojas, ou ao cinema, com uma enfermeira.

— O que fará você quando sair daqui?

— Eu não vou sair — Valerie riu. — Eu gosto daqui.

No romance autobiográfico *The bell jar*, a escritora e poeta norte-americana Sylvia Plath (1932-1963) fala de sua experiência com a doença mental, que afinal a levaria ao suicídio. A lobotomia foi introduzida em 1936 pelo neurologista português, prêmio Nobel de Medicina, Egas Moniz (1874-1955). Homem ambicioso, disposto a correr riscos, Moniz obteve a colaboração de um jovem neurocirurgião para introduzir a operação, que consistia na destruição de áreas da região frontal do cérebro. O procedimento foi popularizado nos Estados Unidos pelos drs. Walter Freeman e J. W. Watts (que cunharam o nome *lobotomia*), e usado principalmente em pacientes agitados. Tratava-se de técnica bastante primitiva; orifícios eram abertos no crânio, e o cirurgião, sem nenhuma visão do que fazia, destruía partes do cérebro. Apesar disso, cerca de 15 mil foram realizadas nos Estados Unidos entre 1949 e 1952. Os críticos não tardaram a apontar os problemas da técnica: a seleção de pacientes não era bem-feita, o controle da agitação era muitas vezes obtido à custa de deterioração da personalidade. Como se dizia à época, "a loucura é substituída por deficiência cerebral orgânica". No final dos anos 50, os novos tranqüilizantes e antidepressivos passaram a substituir a operação.

O tema da lobotomia está presente em muitos textos, como na peça teatral (também adaptada para o cinema) *De repente no último verão*, do dramaturgo americano Tennessee Williams. Correspondia a uma época em que o objetivo maior do tratamento psiquiátrico, sobretudo em manicômios, era "acalmar o paciente". Como diz Sylvia Plath em um de seus últimos poemas:

Estou aprendendo a ser pacífica, deitada sozinha tão quieta
quanto a luz nestas brancas paredes, nesta cama, nestas mãos.
Não sou ninguém: nada tenho a ver com explosões.
Dei meu nome e minhas roupas diárias às enfermeiras,
Minha história ao anestesista e meu corpo aos cirurgiões.

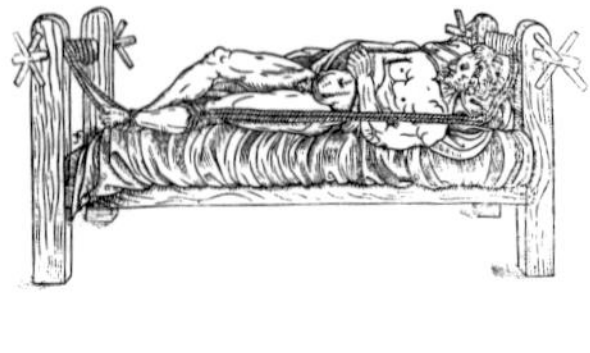

Ivan Illich foi. Tudo decorreu como ele esperava: a demorada espera, a pose que o médico — seu íntimo — ostentava, a mesma pose, aliás, adotada pelo próprio Ivan Illich no tribunal; e a percussão, e a auscultação, e as perguntas (reveladoras de muito conhecimento, mas obviamente inúteis) a exigir respostas precisas, e, por último, o ar de importância a sugerir tacitamente, se confiar em mim tudo se resolverá, está a nosso alcance fazer o que é necessário em cada caso — tudo exatamente como no tribunal. O médico assumia a mesma atitude que ele adotava diante de um réu.

Isto mais aquilo, dizia o médico, indica que o senhor tem, internamente, aquilo e aquele outro problema; entretanto, se o diagnóstico não se confirmar mediante tal ou qual exame, teremos de supor que o senhor sofre desta ou daquela doença. Se acontecer uma outra alternativa, então... e assim por diante. Só uma questão tinha importância para Ivan Illich: tratava-se ou não de um caso perigoso? Dessa importuna indagação o doutor sequer tomou conhecimento. Do ponto de vista médico a pergunta era inútil, não entrava sequer em cogitação. O verdadeiro problema era decidir que situação era mais provável: rim em prolapso, bronquite crônica, apendicite. O doutor optou por esta última possibilidade, ressalvando que o exame de urina poderia trazer novos elementos, com o que o caso seria reexaminado. Tal conduta reproduzia a que Ivan Illich adotara, milhares de vezes e sempre com brilho, em relação aos réus. Brilhante foi também o doutor ao apresentar suas conclusões; ao fazê-lo, olhou — triunfante, exultante até — o réu, por cima dos óculos. Do que disse, Ivan Illich depreendeu que estava muito doente, situação que em absoluto era importante para o médico ou para qualquer outra pessoa. Chegou a essa conclusão em meio a um doloroso espanto; sentia pena de si mesmo e irritação contra a indiferença do médico.

Em silêncio, pôs-se de pé. Depositou o dinheiro da consulta sobre a mesa, suspirou e, num impulso final, disse:

— Muitas vezes, nós, os doentes, fazemos perguntas impertinentes. Mas eu queria saber: esta doença é perigosa ou não?

O doutor mirou-o através dos óculos, com um olhar que parecia dizer: "Acusado, se não se restringir às questões que lhe são dirigidas, serei forçado a mandar retirá-lo da sala de audiências".

— Já lhe adiantei o que me parece essencial e conveniente — disse. — Mais detalhes nos dará o exame de laboratório.

Em *A morte de Ivan Illich*, considerada por alguns críticos a novela mais perfeita já escrita, Lev Tolstoi (1828-1910) traça a trajetória de um homem confrontado com sua doença. Membro de uma corte de apelação provincial, Ivan Illich leva uma confortável vida burguesa. À exceção de um fracassado matrimônio (a esposa, de origem nobre, despreza-o) que compensa com a dedicação ao trabalho, não tem maiores problemas. A doença — câncer — mudará tudo, transformará sua vida numa jornada de sofrimento e degradação. Os médicos, como mostra o trecho acima, não se mostram dispostos a ajudá-lo. Só o criado, Guerássim, apieda-se dele; e é com esse homem simples que Ivan Illich aprenderá, afinal, o significado da fé e do amor. No fim, o doente quer poupar a todos o sofrimento de sua própria agonia; ele quer "libertá-los e libertar-se a si próprio do sofrimento". Esse pensamento proporciona-lhe grande conforto: "Não havia terror algum, porque não existia a morte". Consolo semelhante deve ter sentido Tolstoi quando, ao abandonar a riqueza e uma vida ociosa, estabelece-se em Iasnaia Poliana, onde dedica-se à educação da gente simples que eram seus servos. De Tolstoi, disse Gorki: "Enquanto ele viver, não estaremos sós no mundo".

O mesmo risco que a necessidade impõe a outros.

A auto-experimentação é um capítulo curioso e às vezes patético na história da medicina. Os casos mais conhecidos envolvem polêmicas ou dúvidas sobre gênese de doenças infecciosas, sobre vacinas e sobre drogas. John Hunter inoculou-se com a secreção de um paciente portador de blenorragia. Tentando mostrar que Robert Koch estava errado e que o *Vibrio cholerae* não causaria por si a doença (só associado à água do solo), Max von Pettenkofer ingeriu, em 1892, uma cultura da bactéria, escapando por pouco de morrer. Ainda em 1892, Waldemar Mordecai Haffkine, discípulo de Pasteur, testou em si mesmo uma vacina contra a doença; Hilary Koprowski, em 1954, fez o mesmo com uma vacina anti-rábica. Anton Storck tomou cicuta (1760) porque acreditava nas propriedades curativas da planta; cerca de meio século depois Friedrich Wilhelm Adam Seturner experimentou em si próprio a morfina, que ele, em caráter pioneiro, tinha extraído do ópio. Jan Evangelista Purkinje ingeriu (1820) digital.

Um dos casos mais dramáticos, porque se tratava de um jovem estudante de medicina, foi o do peruano Daniel Carrión. À época em que Carrión fez o curso em Lima havia uma controvérsia acerca de duas entidades clínicas, a verruga peruana, doença que se manifestava, como o nome diz, por verrugas, dores nas articulações e quadro febril, e a febre de Oroya (assim chamada porque tinha acometido trabalhadores na ferrovia da região de Oroya), que causava anemia grave, além da hipertermia. A dúvida era se se tratava de duas doenças ou de uma só. Apesar da oposição de seus professores (mas com a ajuda de um colega), em 27 de agosto de 1885 Carrión inoculou-se com o material extraído da verruga de um doente, e passou a registrar em diário a sua própria evolução, rápida e mortal. Com grave anemia — os médicos resolveram não recorrer à transfusão de sangue, um procedimento então arriscado —, morreu em 5 de outubro daquele ano. Embora o trágico desfecho provasse que verruga peruana e febre de Oroya eram uma doença só, o experimento foi repetido em 1937 por um médico bacteriologista de Lima, Max Kuczinsky-Godard, que, mais feliz do que Carrión, escapou com vida.

A auto-experimentação também foi usada para elucidar o modo de transmissão da febre amarela, que grassava no Caribe e no Sul dos Estados Unidos. O interesse norte-americano acerca do problema cresceu à época da guerra hispano-americana envolvendo Cuba. Um grupo de médicos, Aristides Agramonte, James Carroll, Jesse W. Lazear, chefiados por Walter Reed, foi encarregado de investigar a transmissão da febre amarela. A partir da teoria do médico americano (trabalhando em Cuba) Carlos Finlay, segundo a qual o vetor da doença era o mosquito, voluntários — membros da comissão (à exceção de Reed), soldados, empregados do exército — deixaram-se picar por mosquitos que previamente haviam sugado o sangue de doentes. O papel do mosquito foi assim demonstrado. Mais tarde, Lazear partilhou a sorte de muitos habitantes da ilha, vindo a morrer de febre amarela resultante de picada acidental. "O mesmo risco que a necessidade impõe a outros", nas palavras de Reed, provou-se esclarecedor — e, no caso de Lazear, fatal.

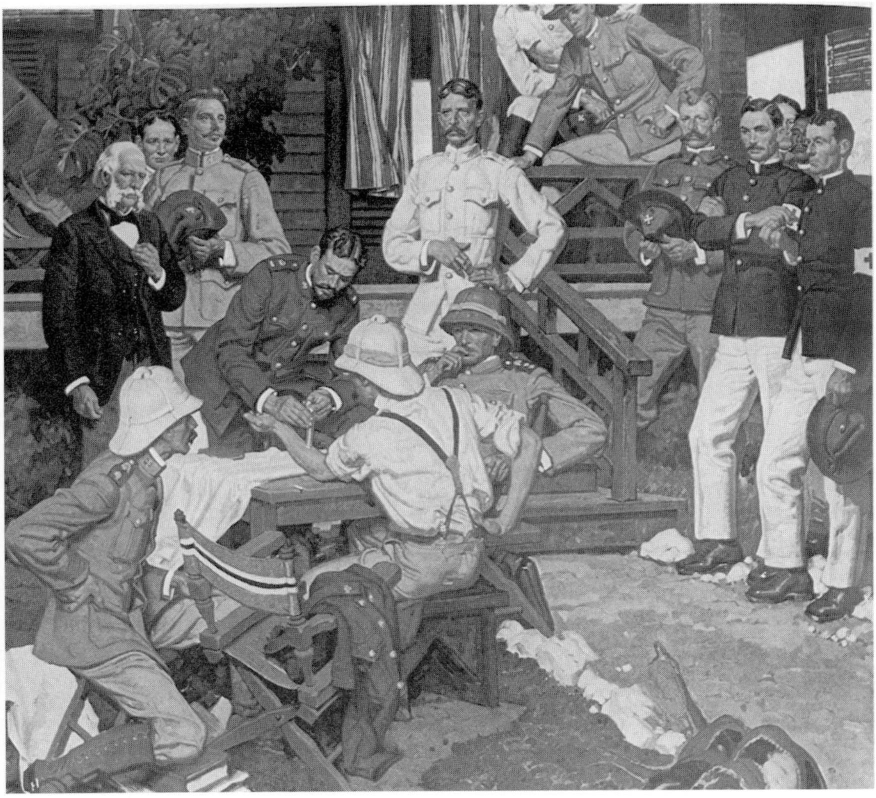

A epidemia de cólera-morbo, cujas primeiras vítimas caíram fulminadas nos charcos do mercado, tinha causado em onze semanas a maior mortandade de nossa história. Até então, alguns mortos ilustres eram sepultados sob as lajes das igrejas, em incerta vizinhança com os arcebispos e os capitulares; outros, menos ricos, eram enterrados nos pátios dos conventos. Os pobres ficavam no cemitério colonial, em uma ventosa colina separada da cidade por um canal de pouca água, cuja ponte de argamassa tinha uma cobertura com um letreiro esculpido por ordem de algum prefeito clarividente: *Lasciate ogni speranza voi ch'entrate*. Nas duas primeiras semanas de cólera o cemitério lotou, e não sobrou lugar disponível nas igrejas [...]

Desde que se fez a proclamação de cólera, no forte da guarnição local se disparou um canhonaço a cada quarto de hora, dia e noite, de acordo com a superstição cívica de que a pólvora purificava o ambiente. O cólera devastou sobretudo a população negra, que era a mais numerosa e pobre, mas em realidade não fez distinção de cores ou linhagens. Cessou tão de repente como havia começado, e nunca se conheceu o número de suas vítimas, não porque fosse impossível averiguar, mas porque uma de nossas virtudes mais usuais era a vergonha de nossas próprias desgraças.

Em *O amor nos tempos do cólera* (1985) Gabriel García Márquez fala de uma epidemia da doença enfrentada pelo dr. Marco Aurélio Urbino, "herói civil daquelas infaustas jornadas e também sua vítima mais notável": reconhecendo em si mesmo os sinais da doença, "apartou-se do mundo para não contaminar a ninguém".

Para o filho, o dr. Juvenal Urbino, o cólera se converte em uma obsessão. Estudando em Paris, trata de aprender tudo o que pode para controlar a doença; um de seus mestres é Adrien Proust, pai do romancista, e introdutor do "cordão sanitário". Regressando, cabe-lhe enfrentar novo surto da enfermidade. Consciente de que o cólera resulta do deficiente saneamento, adota uma série de medidas pertinentes (e proíbe os tiros de canhão: "Guarde essa pólvora para os liberais", diz ao comandante da guarnição). Uma visita a uma moça com suspeita de cólera faz com que ele encontre Fermina Daza — e aí começa o amor que dá título ao romance.

As condições sanitárias encontradas por Juvenal Urbino no início do século não mudaram muito na América Latina. Poucos anos depois do lançamento do livro eclodiu nova epidemia de cólera. Os tempos do cólera ainda não passaram.

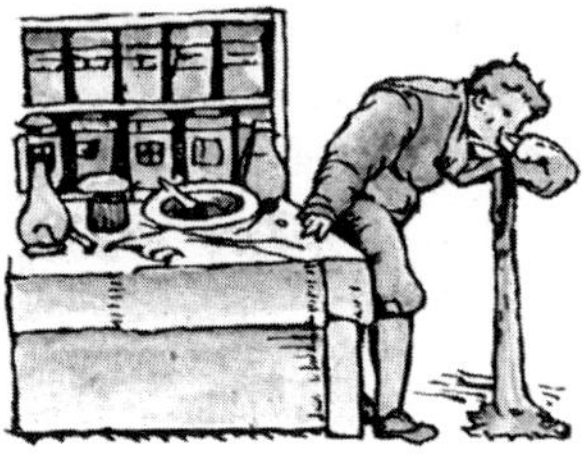

Meu país só reconhecerá o mérito dos seus homens de ciência quando abandonar a politicagem [...] Ou quando eles morrerem, o que é mais certo [...]

As palavras que a revista satírica O *Malho* colocou na legenda de uma caricatura de Oswaldo Gonçalves Cruz (1872-1917) refletem o drama vivido pelo sanitarista e pesquisador que foi um pioneiro da ciência no Brasil.

Nascido em São Luís do Paraitinga, pequena cidade do interior paulista, Oswaldo era filho de médico. Por uns anos o dr. Bento Gonçalves Cruz, homem íntegro e severo, exerceu a clínica geral; atendendo ao convite do imperador dom Pedro II, que o indicara para a Junta Central de Higiene, mudou-se para o Rio, onde Oswaldo cursa a Faculdade de Medicina.

De imediato manifesta-se sua vocação para a microbiologia: "Desde o primeiro dia em que nos foi facultado admirar o panorama encantador que se divisa quando se colocam os olhos na ocular de um microscópio, sobre cuja platina está uma preparação; desse que vimos com o auxílio desse instrumento maravilhoso os numerosos seres vivos que povoam uma gota d'água; desde que aprendemos a lidar, a manejar com o microscópio, enraizou-se em nosso espírito a idéia de que os nossos esforços intelectuais de agora em diante convergiriam para que nos instruíssemos, nos especializássemos numa ciência que se apoiasse na microscopia", declara em sua tese de doutoramento "A veiculação microbiana pela água".

Recém-formado, segue com a esposa para Paris. Estagia em várias instituições, incluindo o Instituto Pasteur, então no auge de seu prestígio. Entusiasmado, chega a trabalhar como aprendiz numa fábrica de instrumental de laboratório, cuja tecnologia quer levar ao Brasil.

Voltando, é encarregado pela Diretoria Geral de Saúde Pública, órgão equivalente ao atual Ministério da Saúde, de investigar, com Adolfo Lutz e Vital Brasil, um surto de peste em Santos — um diagnóstico para o qual sua contribuição é decisiva. Depois trabalha no Instituto Soroterápico Municipal do Rio, órgão que produz soros e vacinas. Em 1903 torna-se o titular da Diretoria Geral de Saúde Pública do governo Rodrigues Alves.

À época, o país vive uma crise sanitária de proporções. Doenças como febre amarela, peste, varíola grassam nas grandes cidades; o Rio de Janeiro, capital federal, é considerado uma cidade tão insegura que o navios estrangeiros se recusam a ali aportar. Em conseqüência fica prejudicado o embarque de café, principal produto de exportação e fonte de divisas para o pagamento da enorme dívida externa que o Brasil tem principalmente com bancos ingleses.

Oswaldo Cruz recebe plenos poderes para adotar medidas de controle de doenças. É uma missão difícil, inclusive porque ao mesmo tempo o Rio está sofrendo a reforma do "bota-abaixo", conduzida pelo autoritário prefeito Pereira Passos. No afã de transformar a capital numa cidade de amplas avenidas, como a Paris do barão Haussmann, cortiços e habitações populares são demolidos, deixando ao desabrigo uma revoltada população.

Oswaldo Cruz organiza o trabalho sob forma de campanhas, inspiradas na disciplina militar. Exércitos de "mata-mosquitos" entram nas casas em busca de focos dos insetos que causam, sabe-se desde os trabalhos de Carlos Finlay em Cuba, a febre amarela. O trabalho dando bons resultados, ele volta-se para a peste, tentando uma estratégia diferente: anuncia que pagará trezentos réis por rato trazido à diretoria. Imediatamente aparece um espertalhão chamado Amaral que se apresenta com quantidades enormes de roedores mortos. Preso, confessa: criava ratos para vender ao governo ("Mas só ratos cariocas", diz, em sua defesa).

O que era deboche e irritação transforma-se em franca revolta quando Oswaldo Cruz institui a vacinação obrigatória contra a varíola. A população tinha muitas suspeitas em relação ao imunizante e os vacinadores não eram das pessoas mais hábeis: exigindo que mulheres expusessem braços ou pernas, desrespeitavam o pudor de uma sociedade ainda conservadora. Uma rebelião — que ficará conhecida como a Revolta da Vacina — explode em novembro de 1904. Contra Oswaldo unem-se forças aparentemente heterogêneas: socialistas, monarquistas, estudantes, médicos, sindicalistas, militares. Barricadas surgem no bairro da Saúde, bondes são virados, a iluminação pública é destruída. O exército esmaga impiedosamente a revolta. A essa altura, contudo, Oswaldo já é uma presença incômoda no governo; dedica-se então ao instituto de pesquisa que constrói em Manguinhos e que depois levará seu nome. Seu trabalho é reconhecido no Congresso Internacional de Higiene de Berlim e ele volta de lá triunfante, aclamado pela população do Rio.

Deixando Manguinhos, aceita missões sanitárias que o levam a regiões longínquas do país. Seu último cargo público é o de prefeito de Petrópolis. As radicais medidas que propõe para a urbanização da cidade fazem inimigos. Doente, abandona o cargo e vem a morrer de insuficiência renal. Oswaldo Cruz é não apenas o pioneiro da saúde pública em nosso país, mais o introdutor da investigação científica no Brasil.

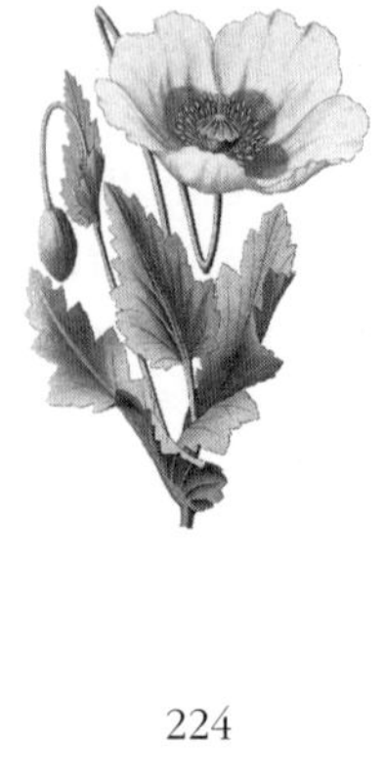

O Bacteriologista atravessou o aposento e apanhou um de vários tubos selados. "Aqui está a criatura viva. Isto é um cultivo de bactérias patogênicas vivas. Cólera engarrafado, por assim dizer." O pálido rosto do visitante iluminou-se fugazmente com discreta satisfação. "É algo mortal, o que o senhor tem aí", disse, olhando fixo o tubo. O Bacteriologista não deixou de notar a mórbida expressão de prazer do visitante [...] "Sim, aqui está a pestilência aprisionada. Basta quebrar este pequeno tubo num reservatório de água para abastecimento... e a Morte, misteriosa, inescrutável Morte, Morte sutil e terrível, Morte cheia de dor e indignidade, cairá sobre esta cidade e buscará em todas as partes as suas vítimas."

Como em muitos contos de Herbert George (H. G.) Wells (1866-1946), há em "O bacilo roubado", publicado na antologia *Trinta histórias estranhas* (1897), um elemento de ficção científica. O que não é de estranhar, pois ele tinha uma formação científica, que logo abandonou para dedicar-se ao jornalismo. *A máquina do tempo* imediatamente o consagrou como um mestre da literatura de antecipação, uma posição que se consolidou com *O homem invisível* e *A guerra dos mundos*.

"O bacilo roubado" de certa forma sugere o terror da guerra bacteriológica. O pálido visitante é um anarquista ansioso por deixar a sua marca na História. Ele consegue roubar o tubo de ensaio, foge e, finalmente cercado, bebe seu conteúdo. Na verdade, porém, explica o Bacteriologista, não é o germe do cólera, mas sim uma bactéria, que causa manchas azuis em macacos.

"O bacilo roubado" inspira-se num acontecimento da época. Em 1892 o anarquista François Claudis Koenigstein, conhecido como Ravachol (e mencionado no conto de Wells com esse nome), ganhou manchetes por causa de atentados à bomba. "Ninguém é inocente", teria dito então. O anarquista de Wells (que aliás era socialista) tem a mesma motivação. Com o tempo, o anarquismo deixou de recorrer à violência, mas a ameaça de guerra bacteriológica permaneceu sempre presente. Quando a varíola foi erradicada, no início dos anos 70, culturas do vírus foram conservadas pelas duas grandes potências — União Soviética e Estados Unidos — como forma de dissuasão mútua em caso de um ataque com essa possível arma biológica.

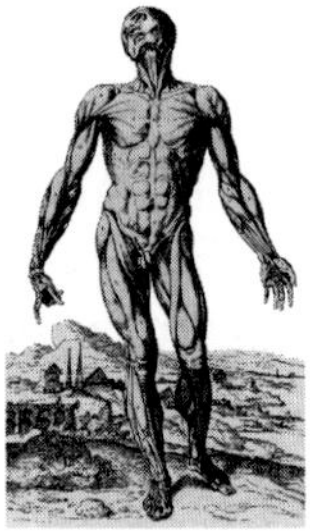

Na descoberta da tripanossomíase americana, e principalmente nas indicações de raciocínio que aí nos valeram resultados definitivos, encontramos nova diretriz para pesquisas experimentais similares, destinadas a esclarecer problemas obscuros da patologia humana. Foi essa uma verificação biológica realizada sob moldes inteiramente diversos daqueles que, de regra, conduzem ao reconhecimento etiopatogênico das doenças ou aumentam a nosologia de novas entidades mórbidas [...] A verificação da doença precedeu aqui a descoberta do parasito que a ocasiona, e, quando no sangue periférico de uma criança febricitante observamos o flagelado patogênico, de sua biologia já possuíamos noção completa.

As palavras de Carlos Chagas (1879-1934) descrevem o que foi a maior contribuição brasileira à medicina: a descoberta do agente causador da tripanossomíase americana, conhecida como doença de Chagas. Nascido no interior de Minas Gerais, Chagas fez seus estudos médicos no Rio de Janeiro. Era a época da revolução pasteuriana, um movimento científico que, num país assolado por doenças infecciosas como o Brasil, teria grande importância. Em 1902 procurou Oswaldo Cruz em busca de orientação para sua tese de doutorado. Cruz convidou-o a trabalhar na equipe que dirigia, mas Chagas preferia a clínica. Apesar de genro de Miguel Couto, o médico mais famoso do país, não conseguia obter da atividade rendimento suficiente. Indicado por Oswaldo Cruz, aceitou um convite da Companhia Doca de Santos para investigar um surto de malária em Itatinga, próximo à cidade portuária. Terminado esse trabalho, tornou a integrar-se ao grupo de Manguinhos.

Em 1909 o governo federal solicitou a ajuda de Oswaldo Cruz nos problemas enfrentados pela Estrada de Ferro Central do Brasil, que construía uma ferrovia em Minas Gerais. À altura de Lassance, pequeno vilarejo a oitenta quilômetros de Pirapora, os trabalhos tinham sido interrompidos por causa da malária que dizimava os trabalhadores. Mais uma vez Oswaldo Cruz designou Chagas para a missão.

Entretanto, não foi a malária que mais despertou o interesse do sanitarista, e sim uma obscura doença que se caracterizava por "baticum" ou palpitações, e sintomas de insuficiência cardíaca. A causa desse quadro clínico, bastante grave, era desconhecida. Um engenheiro da estrada de ferro, no entanto, chamou a atenção de Chagas para a grande quantidade de barbeiros, insetos hematófagos que viviam nas paredes das casas de pau-a-pique e sugavam o sangue das pessoas. Examinando os insetos em seu pequeno laboratório (que ficava, junto com seu próprio alojamento, num vagão), Chagas encontrou um microscópico parasito, um tripanossomo diferente de outros que haviam sido descritos, inclusive por ele próprio, na região.

Chagas enviou a Oswaldo Cruz alguns barbeiros, pedindo que inoculasse sagüis com o material do tubo digestivo dos insetos. Esse procedimento era essencial para descobrir se o novo tripanossomo podia infectar mamíferos. Depois de alguns dias, Cruz chamou-o por telegrama. Chagas dirigiu-se imediatamente para o Rio e, junto com Oswaldo, constatou que os macacos tinham adoecido. O *Trypanosoma cruzi* — o nome era uma homenagem a Oswaldo Cruz — era infectante.

Voltanto a Lassance, Chagas examinou uma menina de nove meses (a "criança febricitante" referida acima), chamada Berenice, que apresentava um quadro febril, edema e sinais de comprometimento do sistema nervoso. No sangue da pequena paciente, Chagas encontrou o *Trypanosoma cruzi*. Dessa forma, todas as importantes descobertas relativas à doença — o agente causador, o inseto vetor, o modo de transmissão — foram feitas por ele (só cometeu um erro, atribuindo a causa do bócio endêmico, comum na região, ao parasito). Berenice, de quem Chagas cuidou com especial carinho, sobreviveu à fase aguda da doença e morreu aos 82 anos.

A descoberta tornou Chagas instantaneamente famoso; recebeu o prêmio Schaudinn de parasitologia, teve convites para fazer conferências em vários países e foi nomeado diretor do Departamento Nacional de Saúde Pública. Custou-lhe, contudo, uma polêmica com membros da Academia Nacional de Medicina. A questão era em parte científica e em parte pessoal: o êxito de Chagas despertava inveja. Dizia-se que o *Trypanosoma cruzi* tinha sido descoberto pelo próprio Oswaldo Cruz. No discurso de saudação a Figueiredo de Vasconcellos, empossado na academia, Afrânio Peixoto faz uma clara alusão a Chagas. Na grafia da época: "Poderieis ter achado alguns mosquitos [*sic*], inventado uma doença rara e desconhecida, doença de que se fallase muito, mas quasi ninguém conhecesse os doentes, encantoada lá num viveiro sertanejo de vossa provincia, que magnanimamente distribuireis por alguns milhões de vossos patricios".

Carlos Chagas foi defendido por vários acadêmicos, destacando-se entre eles Clementino Fraga, professor da Faculdade de Medicina, e por pesquisadores do Instituto Oswaldo Cruz. A polêmica esgotou-se por si, e o reconhecimento do seu trabalho tornou-se unanimidade.

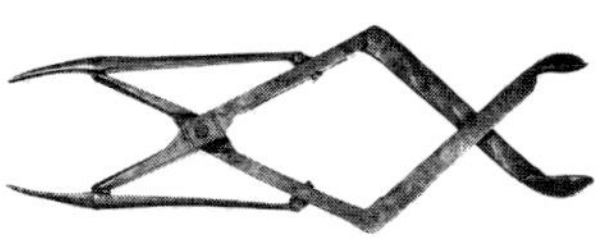

O Brasil é um imenso hospital.

A frase de Miguel Pereira, catedrático da Faculdade de Medicina do Rio, reflete a penosa realidade sanitária do Brasil e, sobretudo, a alta prevalência das doenças de massa: esquistossomose, malária, doença de Chagas. E é também significativa pelo momento em que foi pronunciada: numa homenagem a Carlos Chagas, em 1916. Naquele momento, a saúde pública brasileira estava no auge de seu prestígio, graças, sobretudo, ao trabalho da equipe de cientistas comandada por Oswaldo Cruz, da qual Carlos Chagas fazia parte. A idéia de que o saneamento do Brasil (a expressão foi o título de um livro do sanitarista Belisário Pena, lançado em 1918) seria a solução para os problemas de saúde do país tinha então ampla aceitação.

A política de saúde, contudo, tomou outro rumo. Com a urbanização e o surgimento de um proletariado crescentemente organizado e reivindicador, o governo decidiu intervir de forma mais direta na assistência médica, até então a cargo de entidades filantrópicas ou de associações mutualistas. Em 1923 a Lei Elói Chaves determina a criação de caixas de aposentadorias e pensões, depois transformadas em institutos (dos industriários, comerciários, marítimos, bancários e outros). O governo Vargas ampliou consideravelmente essa cobertura assistencial, dentro de uma visão populista e corporativista. Os governos militares mantiveram os institutos, unificados em 1967.

O que Miguel Pereira involuntariamente previu acabou acontecendo: houve uma grande expansão da rede de hospitais e dos serviços assistenciais, deslocando para um segundo plano a preocupação com as ações preventivas.

O "modelo sanitário" perdeu força, persistindo sob a forma de programas isolados (tuberculose, lepra) e das campanhas nacionais de vacinação. Epidemias como a de cólera demonstraram que, em termos de realidade sanitária, o Brasil não mudou muito desde 1916.

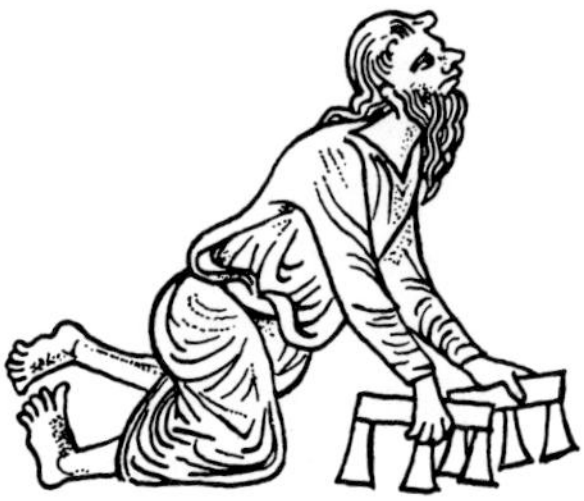

Olhando pela janela a cidade adormecida, tive uma clara visão de seus problemas e de suas misérias: habitações cheias de gente, crianças em excesso, crianças morrendo na infância, mães exaustas, orfanatos, crianças abandonadas e famintas, mães tão agitadas e nervosas que não podiam dar às pequenas criaturas o aconchego e o cuidado de que necessitavam, mães doentes a maior parte do tempo, sempre fracas, sempre em pé; mulheres escravizadas, crianças trabalhando em botequins, crianças de seis e sete anos obrigadas a trabalhar para ganhar o sustento; e outro bebê a caminho e outro e outro, e um bebê que nasce morto, que alívio, e uma criança morta, que pena, mas também que alívio, uma ajuda do seguro, a morte da mãe, crianças entregues a instituições, pai desesperado, bêbado, fugindo, proscrito da sociedade que para ele era uma armadilha.

Em 1912, voltando de uma visita à casa de uma mulher que havia morrido nas mãos de um "aborteiro profissional", Margaret Sanger (1883-1966) teve a visão descrita no texto acima. Nascida em Nova York, a sexta de uma família de onze filhos, Sanger trabalhou primeiro como professora e depois como enfermeira. Mas a súbita tomada de consciência da questão social ligada aos problemas de saúde, e particularmente à mulher e à criança, mudou sua vida. Daí por diante dedicar-se-ia com todo o empenho a reverter uma situação que tinha para ela uma causa clara: a falta de planejamento familiar.

Começou escrevendo uma série de artigos para um periódico radical, sob o título de "O que toda mulher deve saber", que teve enorme sucesso. Fundou então a sua própria revista, *The Woman Rebel*, considerada pornográfica pelas autoridades. Foi indiciada e teve de fugir para a Inglaterra, onde foi acolhida por eminentes defensores do controle da natalidade, entre eles Havelock Ellis. No entanto, o marido de Sanger, William (de quem veio a se separar), foi preso por ter o folheto de Margaret, "O planejamento familiar". Em 1916 o caso foi encerrado.

A questão do planejamento familiar logo tornou-se um complexo problema científico, religioso, político, moral. Se no começo era uma causa radical, veio a ser rotulada, na América Latina, como arma do imperialismo para evitar o crescimento dos povos dominados, ainda que a China comunista fosse o país de mais severo controle da natalidade. Também a Igreja católica se opunha à contracepção, por razões doutrinárias. O governo dos Estados Unidos veio a apoiar programas nessa área, mas recuou durante a gestão Ronald Reagan. O aborto foi legalizado, mas as clínicas especializadas tornaram-se alvo de manifestações hostis e até violentas. O controle da natalidade já não é mais um tabu como à época de Sanger, mas está longe de ser uma questão pacífica.

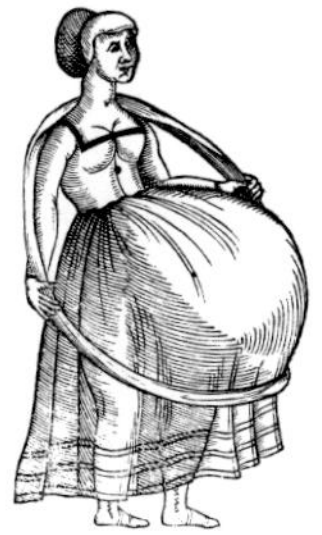

Nos começos do século, a Faculdade de Medicina encontrava-se propícia a receber e a chocar as teorias racistas, pois deixara paulatinamente de ser o poderoso centro de estudos médicos fundado por dom João VI, fonte original do saber científico no Brasil, a primeira casa dos doutores da matéria e da vida.

Em *Tenda dos milagres*, Jorge Amado conta a história de Pedro Archanjo, "sábio autor de livros sobre miscigenação". Bedel da Faculdade de Medicina da Bahia, Archanjo abriu seu caminho intelectual graças ao talento, à coragem e a uma notável persistência. Profundo conhecedor dos costumes populares baianos, antropólogo com várias obras publicadas, Archanjo teve de enfrentar a ciência oficial, na pessoa do professor Nilo Argolo, catedrático de medicina legal da mesma faculdade, e autor de trabalhos como *A degenerescência psíquica e mental dos povos mestiços: o exemplo da Bahia*, e *La paranoia chez les nègres et les métis*. Considerava a mestiçagem "o perigo maior, o anátema lançado contra o Brasil", do qual resultava uma "subraça degenerada, incapaz, indolente, destinada ao crime".

Nos fins do século XIX e no início deste século, não era rara a associação entre medicina e antropologia. Um nome sobressai: o de Raimundo Nina Rodrigues (1862-1906). Professor da Faculdade de Medicina da Bahia, é considerado o pioneiro dos estudos sobre o negro no Brasil. Mas a sua visão crítica sobre a mestiçagem reflete-se nos títulos de obras como *Antropologia patológica: os mestiços, Miscigenação, degenerescência e crime, Degenerescência física e mental entre os mestiços das terras quentes.*

As idéias racistas de que fala Jorge Amado resultavam da influência de autores como Louis Agassiz, respeitado naturalista, para quem a mestiçagem extinguia o que de melhor havia em pretos ou brancos. Ou Arthur de Gobineau, autor do *Ensaio sobre a desigualdade das raças humanas*, e que, tendo visitado o Brasil, falava de uma "população totalmente mulata, viciada no sangue e no espírito, assustadoramente feia". Se havia médicos brasileiros que compartilhavam dessas idéias, outros, na esteira de Belisário Pena, procuravam mostrar que o problema dos mestiços residia na miséria e na doença, e não na carga genética.

As idéias racistas na medicina brasileira tiveram continuidade até a década de 30. Do diagnóstico passaram à terapia: era preciso corrigir os erros hereditários mediante a eugenia, cujo propósito, segundo seu fundador Francis Galton (1822-1911), era estudar os fatores "capazes de melhorar ou prejudicar as características raciais, físicas e mentais, das futuras gerações". No Brasil, a eugenia foi introduzida através da Liga Brasileira de Higiene Mental (LBHM), fundada em 1923 pelo psiquiatra Gustavo Riedel. De início empenhada na profilaxia da doença mental, a LBHM foi ampliando sua proposta, passando a defender o "saneamento racial". O Estado Novo apoiava essa idéia, através do Departamento Nacional de Saúde. Em 1931 Kehl constituiu a Comissão Central Brasileira de Eugenia, tendo como objetivo "propagar a difusão dos ideais de regeneração integral do homem". Os psiquiatras da LBHM não escondiam sua admiração pela Alemanha hitlerista; os *Archivos* da entidade publicaram a lei alemã de 1934 determinando a esterilização compulsória dos "doentes transmissores de taras". O nazismo, porém, encarregou-se de mostrar até onde pode chegar a ânsia de pureza racial e jogou uma pá de cal em idéias como a associação entre miscigenação e doença.

Febre, hemoptise, dispnéia e suores noturnos.
A vida inteira que podia ter sido e que não foi.
Tosse, tosse, tosse.

Mandou chamar o médico:
— Diga trinta e três.
— Trinta e três... trinta e três... trinta e três...
—Respire.

....

— O senhor tem uma escavação no pulmão esquerdo e o pulmão direito infiltrado.
— Então, doutor, não é possível tentar o pneumotórax?
— Não, a única coisa a fazer é tocar um tango argentino.

Em "Pneumotórax", Manuel Bandeira (1886-1968) fala de uma experiência pessoal. Aos dezoito anos adoeceu de tuberculose: "A moléstia não chegou sorrateiramente, como costuma fazer [...] Caiu de sopetão e com toda a violência, como uma machadada de Brucutu". À época, o diagnóstico de tísica equivalia a uma condenação. A quimioterapia não tinha sido descoberta; os pacientes eram enviados para sanatórios, situados em locais elevados; a idéia não era só isolá-los, mas também proporcionar-lhes os supostos benefícios da atmosfera rarefeita das alturas — além do repouso e de boa alimentação. Eventualmente eram submetidos ao pneumotórax, um procedimento que consistia em injetar ar na cavidade pleural, com o que o pulmão colabava, murchava. Tinha-se observado que o pneumotórax espontâneo em tuberculosos às vezes melhorava a enfermidade. O pneumotórax não era duradouro; via de regra o ar era reabsorvido e o pulmão expandia-se de novo. Para obviar esse inconveniente o cirurgião Ernst Ferdinand Sauerbruch criou a toracoplastia, que consistia na remoção de costelas, dessa maneira "comprimindo" o pulmão. Bandeira, que tinha ido para um sanatório na Suíça, quase foi operado por Sauerbruch.

Entre poetas e escritores a tuberculose era muito freqüente. Tulio H. Montenegro, autor de um interessante estudo a respeito (*Tuberculose e literatura,* Rio, Casa do Livro, 1971), cita, entre outros, Goethe, Pope, Milton, Thoreau, Merimée, Balzac, Rousseau, Sterne, Novalis, Tchekhov, Gorki, Dostoievski, Shelley, Byron, Poe, Dickens, Musset, Camus... Kafka foi um caso estranho; tuberculoso, tinha hemoptises, mas atribuía os sintomas a problemas emocionais; no entanto, escreveu um conto chamado "Odradek", sobre um estranho personagem cuja característica era a ausência de pulmões.

A tísica estava associada a uma morte precoce, um dos "cacoetes históricos que organizaram o destino do homem romântico", segundo Mário de Andrade, que completou a observação com um sarcástico, e até cruel, poema: "Oh héticas maravilhosas/ Dos tempos quentes do Romantismo/ Maçãs coradas, olhos de abismo/ donas perversas e perigosas/ Oh héticas maravilhosas/ Não vos compreendo, sou de outras eras/ Fazei depressa o pneumotórax/ Mulheres de Anto e de Dumas Filho/ E então seremos bem mais felizes/ Eu sem receio de vosso brilho/ Vós sem bacilos nem hemoptises/ Oh héticas maravilhosas".

A associação entre tuberculose e literatura foi, durante muito tempo, um tema fértil. O advento das modernas drogas capazes de curar a enfermidade mudou radicalmente a situação. José Fernando Carneiro, tisiólogo e escritor, dividia a história da poesia brasileira em três fases; numa primeira, os poetas adoeciam de tuberculose e morriam precocemente; numa segunda fase (na qual se situa Bandeira) não morriam, mas ficavam crônicos; finalmente, chega a época em que nem morrem, nem cronificam — curam-se. No entanto, quando o problema já parecia controlado, a tuberculose ressurgiu — associada com a AIDS, mas sobretudo com a pobreza nas grandes cidades e com a desmobilização dos serviços de saúde, uma conjuntura que muito pouco tem de literária.

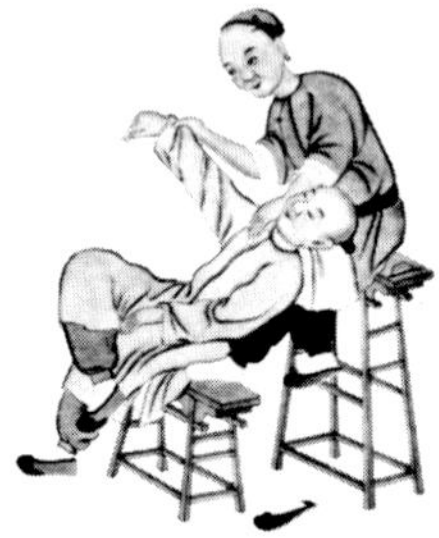

Não é culpa dos nossos doutores que o serviço médico para a comunidade, tal como é prestado, constitua-se em monstruoso absurdo. Que qualquer nação sensata, tendo observado que se pode obter pão conferindo estímulos financeiros aos padeiros, conclua que também se deve dar um estímulo financeiro ao cirurgião pelas pernas que amputa é o bastante para fazer qualquer um desesperar do senso político da humanidade.

Com estas palavras o dramaturgo irlandês George Bernard Shaw (1856-1950) inicia o prefácio de *O dilema do médico*, peça que estreou em Londres em 1906. Como em outras obras teatrais de Shaw, o prefácio (longo, em geral) exprime suas idéias sobre o tema, no caso a medicina do começo do século. Não é uma visão muito elogiosa, a sua, como se pode depreender da citação. Shaw critica sobretudo o excesso de cirurgias, aquilo que chama de "mania das operações": é uma moda, sustenta. Um dos personagens da peça, o cirurgião Walpole, acredita que todas as doenças podem ser curadas pela retirada do "saco nuciforme", que não passa de "uma dobra da mucosa". "Eu conheço os Walpole", diz sir Patrick, um dos médicos. "Eles descobriram que no corpo humano não faltam antigos órgãos para os quais o organismo não tem uso. Graças ao clorofórmio, pode-se cortar meia dúzia desses apêndices sem causar problemas."

As críticas de Shaw não se restringem às operações: ele ataca também a "bacteriologia como superstição". Está se referindo, obviamente, à revolução pasteuriana do fim do século, que introduziu um novo paradigma médico. O resultado é que as pessoas, "tendo ouvido falar em micróbios da mesma forma que são Tomás de Aquino ouviu falar em anjos, subitamente concluíram que toda a arte da cura resume-se na fórmula: achar o micróbio e matá-lo". A diatribe se estende à vacinação, sobretudo à vacinação contra a varíola, um procedimento que rendia bom dinheiro para os médicos. Ele também se refere à tuberculina, usada sem sucesso como tratamento da tuberculose, para concluir que, no caso das doenças infecciosas, prevenção e tratamento podem ser piores que a enfermidade. A sua não era uma voz isolada; dois anos antes da estréia da peça, em 1904, o Rio de Janeiro presenciara a Revolta da Vacina, que convulsionou a então capital federal do Brasil, quase causou a queda do governo e deixou dezenas de mortos. Essa situação toda Shaw atribui não aos médicos, mas à comercialização da medicina: "Tornando os doutores comerciantes, nós os obrigamos a aprender os truques de tal comércio; daí a moda do ano incluir tratamentos, operações, certos medicamentos [...] Amígdalas, apêndices, úvulas e até ovários são sacrificados porque é chique cortá-los, e porque as operações rendem muito dinheiro".

A solução que Shaw, socialista convicto, preconiza é a estatização da medicina; nesse sentido, ele se antecipou à criação do Serviço Nacional de Saúde inglês, em 1942. Mas suas restrições não eram apenas políticas; naturista, ele acreditava que uma vida sadia é a melhor proteção contra a doença. Vegetariano, praticava exercícios físicos (nadou diariamente até os noventa anos), levava uma existência regrada. Contudo, seus conselhos finais não estão isentos de ironia:

> [...] *12. Não tente viver para sempre. Você não o conseguirá.*
> *13. Use sua saúde até gastá-la. É para isso que você a tem. Gaste-a toda antes de morrer.*
> *14. Tenha cuidado em nascer bem e em ser bem criado. Sua mãe deve receber bom cuidado pré-natal. Você deve ir a uma escola onde haja uma clínica, e onde cuidarão de sua visão, de seus dentes e de sua nutrição. Mas tome cuidado para que tudo isso seja feito às expensas da nação, porque você jamais conseguirá pagar tamanha despesa.*

O tratamento médico, em todas as situações necessárias e para todos os cidadãos, será coberto por um serviço nacional de saúde.

Esta foi a principal recomendação do relatório preparado, a pedido do governo inglês, por sir William Beveridge. Divulgado em novembro de 1942, o documento lançou as bases para o Serviço Nacional de Saúde da Inglaterra, criado em 1948, e que viria a ser o mais abrangente serviço estatal de saúde num país capitalista avançado. Foi a culminância de um processo iniciado em 1834, com a "Lei dos Pobres", que teve seu grande promotor em Edwin Chadwick (1800-1890). A epidemia de cólera de 1832, em Londres, mostrou a conexão entre doença e miséria. Uma comissão governamental, da qual Chadwick era secretário, elaborou uma legislação de proteção à população pobre. Baseado no que denominava a "idéia sanitária", e influenciado pela teoria do miasma como causador de doença, Chadwick recomendava uma extensão dos serviços de saneamento básico. A assistência médica era prestada por instituições de caridade.

Poucos anos depois a idéia da intervenção do Estado na problemática social viria a ser reforçada, não na Inglaterra, mas na Alemanha — e de modo inesperado — pelo Chanceler de Ferro, o príncipe Otto von Bismarck. Membro da aristocracia rural prussiana (os *junkers*), Bismarck tinha pelos pobres a atitude paternalista característica do senhor feudal. Além disso, irritava-o a feroz exploração na nascente indústria germânica. "A insegurança social do trabalhador é causa de real perigo para o Estado", declarou, em 1849. Introduziu então uma legislação que incluía habitação, aposentadoria e assistência médica, financiada por Estado, obreiros e empresários. Bismarck enfrentou a oposição dos socialistas, liderados por August Bebel e Karl Liebknecht, a hostilidade de Virchow, mas também a resistência da indústria, comércio e finança, adeptos do *laissez-faire*. Aos protestos destes últimos, Bismarck respondeu: "Estou salvando os senhores dos senhores mesmos". A mesma visão patriarcal e populista orientou Getúlio Vargas na criação da previdência social no Brasil.

A Segunda Guerra criou, para a Grã-Bretanha, novas exigências em termos de ação estatal. Dessa vez o problema não era só sanitário, mas também de assistência aos feridos e aos doentes. O governo teve de planificar esse atendimento. De outra parte, o relatório Beveridge, que na verdade era sobre seguro social de uma maneira geral, acabou abordando o assunto da assistência médica. O momento era propício: o apoio popular era grande, as resistências que podiam vir de alguns setores da classe médica praticamente inexistiam, porque os profissionais estavam no front de batalha.

O Serviço Nacional de Saúde tem algumas características importantes. Em primeiro lugar, é grátis; as despesas correm à conta do orçamento federal. Depois, é universal: todos têm direito ao atendimento. Por último, é abrangente: inclui todos os aspectos da assistência à saúde, preventivos e curativos.

Ao longo de sua existência, o Serviço Nacional de Saúde sofreu críticas e ataques de seus opositores, inclusive no próprio governo. Que tenha resistido é uma prova de que corresponde, senão no todo, então em grande parte, às necessidades e às aspirações da população inglesa.

A classe médica, o corpo docente das escolas médicas, as autoridades médicas estaduais, todos ficaram absolutamente surpresos com a desapiedada denúncia.

A "desapiedada denúncia" é o Relatório Flexner, um estudo da educação médica dos Estados Unidos, publicado em 1910. Filho de emigrantes judeus-alemães refugiados da repressão que se seguiu aos levantes de 1848 na Europa, Abraham Flexner (1866-1959) era um especialista em educação superior, graduado em Harvard, e irmão de Simon Flexner, patologista, descobridor do bacilo que causa a disenteria e o primeiro diretor do Instituto Rockefeller. Em 1908 foi comissionado pela Carnegie Foundation para realizar um estudo da educação médica nos Estados Unidos e no Canadá.

Em um ano, Flexner visitou 155 faculdades de medicina. A sua avaliação foi devastadora: somente cinco dessas faculdades tinham condições de formar médicos. Sua recomendação: menor número de escolas, com melhor qualidade.

O relatório deu manchetes na imprensa norte-americana e criou-lhe numerosos inimigos, conforme Flexner evoca na frase acima, extraída de suas memórias. Foi processado, recebeu cartas anônimas e uma ameaça de morte em Chicago. Apesar disso, estava satisfeito, e até deliciado, com seu trabalho: "Faculdades ruíam silenciosamente à esquerda e à direita", escreveu. Mas não se contentou em criticar: tendo recebido 50 milhões de dólares do General Education Board, fundado por John D. Rockefeller Jr., ele voltou às faculdades, agora com o propósito de reformá-las. Foi assim introduzido o internato e a residência, a ligação entre a faculdade e o hospital e a pesquisa como rotina no ensino. Com tais modificações, outras instituições filantrópicas seguiram o exemplo de Rockefeller e passaram a fazer substanciais doações às escolas médicas (Yale, Columbia, Cornell, Duke, Tulane, McGill), que se transformaram em centros de excelência.

Flexner dividia a história da medicina em três períodos: medicina grega, medicina empírica (cujo limite é o século XIX) e medicina científica. Ciência, para ele, significava "o manejo crítico da experiência", com a identificação de causas, coisa que o empirismo não fazia. De outra parte, ciência e medicina deveriam ter uma base comum, a investigação clínica e a prática científica sendo exatamente a mesma coisa, "em espírito, método e objeto".

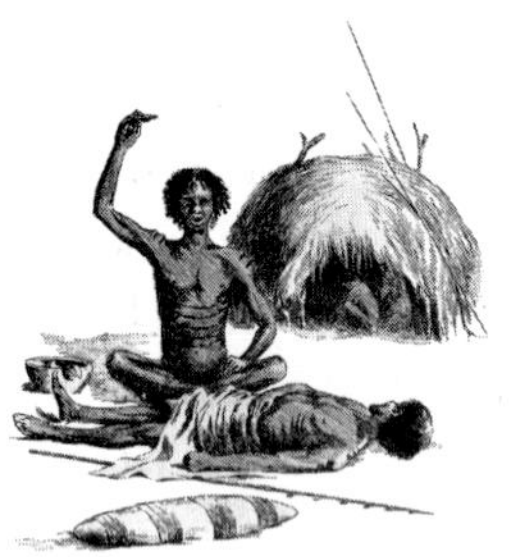

Há um lance no exercício da profissão que sempre me apaixonou: a anamnese. O relato dos padecimentos feito pelo doente à cordialidade inquisidora do médico.

A anamnese (a palavra vem do grego, e significa "recordação") começa, como diz o escritor e médico português Miguel Torga, autor da frase acima, com o "relato dos padecimentos", mas é aprofundada mediante a "curiosidade inquisidora" do médico, segundo uma técnica na qual o estudante é iniciado tão logo começa o ciclo clínico. Começando com a queixa principal, ou queixas principais, o médico ouvirá o paciente, completando com as perguntas que se aplicam à situação. Freqüentemente a história é transcrita para uma ficha. Trata-se, em realidade, de uma reconstrução. Não apenas os termos serão mudados — "falta de ar" se transformará em "dispnéia", "dor ao engulir" dará lugar a "disfagia" —, como a narrativa passará pelo filtro do escrutínio médico, de modo a se transformar num caso clínico.

Nem sempre será possível manter a linguagem neutra, asséptica. Certas palavras, ou expressões, terão de ser transcritas literalmente, mesmo que pareçam absurdas. O médico dará ao paciente o benefício da dúvida, que na realidade expressa a sua própria dúvida: será que o estranho sintoma corresponde a uma doença desconhecida, ou, pelo menos, a uma doença que o profissional desconhece? De qualquer maneira, o médico se permitirá colocar, junto aos termos usados pelo paciente, o *sic* (do latim: "assim mesmo"), que tem uma conotação de bem-humorada mas irônica condescendência — a mesma do *sic transit gloria mundi*, que lembra as vaidades da pompa mundana.

Se o caso for suficientemente interessante, poderá ser apresentado a outros profissionais sob a forma de relato de caso; e, se o paciente morreu e há um laudo de necrópsia, numa sessão anatomoclínica, uma prática que pode ter começado no serviço do famoso clínico francês Pierre Louis (cerca de 1830) ou no Massachusetts General Hospital, de Boston, com Richard Cabot, em 1910. É uma discussão que envolve um elemento de "suspense", pondo à prova os médicos ou estudantes que analisam os elementos da ficha clínica sem conhecer os resultados da necrópsia.

Um caso que se destaque pela raridade ou por introduzir conhecimentos novos poderá ser publicado. O relato de caso constitui-se num verdadeiro gênero narrativo, sujeito a padronização; os detalhes desnecessários serão eliminados, o estilo será neutro, sintético; só informações, nenhuma opinião, muito menos considerações de ordem psicológica, ou sociológica, ou filosófica. O pronome *eu* nunca é mencionado (a exceção são alguns relatos de casos psicanalíticos), dispensado que é pela voz passiva: "Foi feita uma radiografia de tórax". "Foi realizada uma punção lombar." O objetivo é facilitar o processo diagnóstico, usando o conceito de história natural da doença, que Sydenham estabeleceu a partir de Bacon. Há um período pré-patogênico, que precede o período patogênico, no qual a doença se manifesta. Quando o horizonte clínico é ultrapassado, isto é, quando surgem os sinais e sintomas, é que o paciente procura o médico.

Métodos simplificados de colher informações do paciente surgem constantemente. Mas, embora simplifiquem o processo e poupem tempo, não substituirão a anamnese, que tem, como Torga mostrou, uma dimensão técnica — e outra eminentemente humana.

Os sintomas da doença nada mais são do que uma disfarçada manifestação do poder do amor; toda doença é apenas paixão transformada.

Em *A montanha mágica* (1924) — o épico da doença, nas palavras de Hermann Weigand —, Thomas Mann (1875-1955) segue, na ficção, o mesmo impulso que levou Bandeira a escrever seus poemas sobre a tuberculose. Uma experiência pessoal cujo início o escritor assim descreve: "Em 1912 minha esposa teve um problema pulmonar que, embora não sério, exigiu uma permanência de seis meses num sanatório em Davos, Suíça". Hospedado numa localidade vizinha, Mann também ficou doente; o médico diagnosticou uma "mancha úmida" no pulmão e recomendou uma hospitalização, igualmente por seis meses. "Em vez disso", conta Mann, "escrevi *A montanha mágica*."

O herói da novela, Hans Castorp, visita um primo num sanatório, adoece, e fica ali sete anos, durante os quais — trata-se de um *Bildungsroman*, um romance de evolução pessoal, dentro da tradição alemã — ele travará contato com os grandes problemas de seu tempo. Grande parte dessa longa obra (que, curiosamente, nasceu como um conto) trata do "aprendizado" de Castorp, em contato com seus mestres, o humanista Settembrini, o neotomista Naphta, o realista Peeperkorn. A citação acima faz parte de uma palestra em que o dr. Krokovski explica aos pacientes a relação entre doença e paixão. Em conflito com a castidade, o amor é "suprimido, mantido acorrentado na escuridão" — mas reaparecerá sob a forma de doença, o que é uma típica concepção romântica. Nesse sentido, Mann está repetindo as palavras de Novalis: "As doenças assemelham-se ao pecado, no sentido de que são transcendências. Nossas enfermidades são o resultado de uma sensibilidade exacerbada, capaz de se transformar num poder superior. E, quando o homem quer se tornar Deus, ele peca". Heine: "A doença é o terreno do qual brota a necessidade de criar". Grillparzer: "A doença é um dom de Deus". Hebbel: "Durante a doença, minha vida interior se intensifica".

No ensaio que escreveu para a edição americana de seu livro, Mann lembra, com humor, que o livro provocou controvérsia na área médica, onde foi interpretado como uma crítica aos métodos de tratamento em sanatório. Mas isso, diz o autor, é apenas um detalhe; para ele, "a doença e a morte, todas as macabras aventuras pelas quais passa o herói são apenas um instrumento pedagógico". E qual é o objetivo final dessa aventura intelectual e emocional? Hans Castorp "acaba por entender que ele deve passar pela profunda experiência da doença e da morte para chegar a um estado mais elevado de sanidade, da mesma forma que é preciso conhecer o pecado para chegar à redenção". Como Percival ou Galaad, ele procura o Santo Graal. É a busca do Mistério; mas o homem ele mesmo é um mistério, conclui Mann, um mistério diante do qual toda a humanidade prostra-se em reverência.

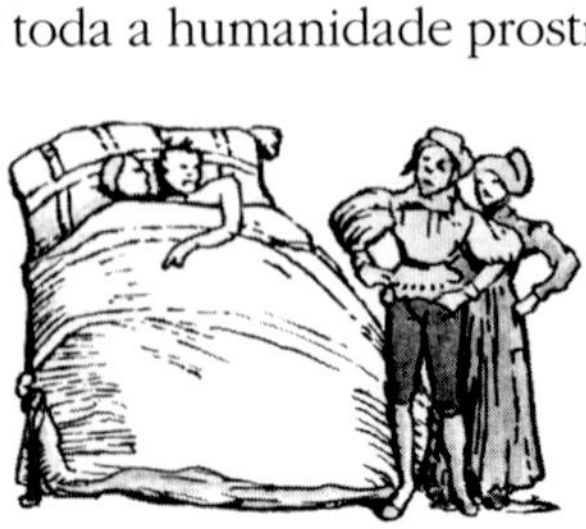

Ao invés de, como acontece nesses casos, jogar fora as culturas contaminadas praguejando apropriadamente, eu iniciei as investigações.

A descoberta da penicilina é um exemplo típico daquilo que Horace Walpole denominou *serendipity*. O termo baseia-se na história dos três príncipes de Serendip (ou Serendib, ou Ceilão, ou — atualmente — Sri Lanka), que estavam sempre descobrindo coisas que não procuravam. Na verdade, Alexander Fleming (1881-1955) teve dois momentos de *serendipity*, ambos curiosos. Bacteriologista, ele se dedicava, desde a Primeira Guerra, a encontrar antissépticos para uso em ferimentos. Em 1922, ao examinar uma placa de cultura, caiu-lhe do olho uma lágrima (não de emoção: estava resfriado). Nos dias seguintes, as colônias bacterianas foram desaparecendo do local onde caíra a lágrima. Fleming estudou a lágrima e descobriu nela uma substância que "lisava", ou destruía, germes; chamou-a de lisozima.

Passado o entusiasmo inicial, a lisozima revelou-se uma decepção, porque só matava bactérias de pouca virulência; mas o fato em si era importante. Até então, as substâncias usadas no tratamento da infecção, como a sulfa, descoberta por Gerhard Domagk em 1932, eram compostos químicos sintetizados em laboratório. A lisozima mostrava que os organismos vivos também podiam produzir substâncias semelhantes.

No verão de 1928 Fleming mais uma vez observou que, em placas de cultura, havia áreas onde os germes tinham desaparecido. Dessa vez a causa era um fungo, ou bolor. Em outras circunstâncias, ele consideraria o fato apenas um incômodo acidente de laboratório. Mas a descoberta da lisozima alertara-o: "Não fosse aquela experiência, eu teria jogado fora o material, como muitos bacteriologistas devem ter feito antes".

Fleming identificou o bolor; pertencia ao gênero *Penicillium*. Daí o nome, penicilina. Isolada a substância, ele testou-a em animais de laboratório. Verificou que não era tóxica, e que tinha efeito na infecção em seres humanos, mas discreto. A droga precisava ser purificada e concentrada, o que foi feito na Universidade de Oxford por Howard W. Florey e Ernest Boris Chain, um bioquímico refugiado do nazismo.

A Segunda Guerra fez crescer dramaticamente a necessidade de substâncias infecciosas. Novamente a *serendipity* ajudou. Visitando um laboratório do Departamento de Agricultura em Peoria, Illinois, Florey tomou conhecimento de uma substância viscosa que resultava da moagem do milho, e que, aplicada à cultura de *Penicillium*, estimulava o crescimento do fungo. Uma segunda contribuição foi a descoberta de uma outra variedade de *Penicillium*, "linda e dourada", na expressão da mulher que trouxe ao laboratório de Peoria um melão mofado. Essa senhora, Mary Hunt, ficou conhecida como Moldy Mary (Maria Embolorada), por sua dedicação na busca de fontes de bolor.

Um elemento de *serendipity* aparece na descoberta dos raios X, da luz como método de tratamento da icterícia infantil, da ciclosporina. Mas, como disse Pasteur, o acaso favorece somente as mentes preparadas.

Eles tomavam todo o cuidado em manter a rotina de um procedimento médico — mas o objetivo era assassinato.

Estas palavras de um médico prisioneiro em Auschwitz sintetizam um dos aspectos mais sombrios do nazismo: as experiências biológicas feitas com "raças inferiores". Tratava-se de algo inerente à doutrina hitlerista, cujo objetivo era introduzir, na expressão de Robert Jay Lifton, uma biocracia. O primeiro passo para tal foi a esterilização ou o extermínio de doentes considerados incuráveis, o que foi feito através de um programa conhecido pela sigla T-4. O questionário a ser preenchido pelos médicos incluía situações como retardo mental, esquizofrenia, desordens senis.

Os campos de concentração foram cenário para sinistras experiências. Destaca-se aí Joseph Mengele, paradigma, diz o escritor Rolf Hochhuth, do "Mal Absoluto". Formado em medicina, Mengele caracteristicamente interessou-se por biologia racial; trabalhou no Instituto de Biologia Hereditária e Higiene Racial de Frankfurt e publicou três trabalhos, todos ligados a raça e hereditariedade. Com a guerra, tornou-se oficial médico e foi designado para Auschwitz. Aí exerceu várias tarefas: uma delas era a triagem de prisioneiros que sobreviveriam ou que seriam executados de imediato, uma decisão que ele tomava na própria rampa de acesso ao campo, usando apenas o "olho clínico". Sua outra atividade era a pesquisa. Mengele estava especialmente interessado no estudo das características antropológicas e nas doenças de gêmeos. Um dos médicos que trabalhou para ele no campo de concentração refere um episódio significativo. Examinando dois gêmeos ciganos, Mengele diagnosticou tuberculose, com o que o radiologista não concordava. Estabeleceu-se uma discussão, interrompida por Mengele, que saiu abruptamente da sala. Retornou algum tempo depois, confessando seu erro: não, os gêmeos não tinham tuberculose. Ele o constatara matando as crianças e realizando a autópsia.

Em outro experimento, Mengele tentou mudar a cor dos olhos de prisioneiros, para dar-lhes uma aparência mais ariana. Para isso injetava azul-de-metileno nos globos oculares, ficando muito decepcionado porque o procedimento causava dor cruciante e inflamação, mas não deixava os olhos azuis.

Mengele escapou do julgamento. Mas, baseado nas atrocidades que ele e seus sequazes cometeram, o tribunal dos crimes de guerra, em Nuremberg, estabeleceu os princípios éticos para a experimentação em seres humanos. Que uma tal coleção de truísmos ("O experimento deve ser conduzido de maneira a evitar sofrimento ou dano físico ou mental", "O grau de risco deve ser determinado pela dimensão humanitária") tivesse de ser constituída em código moral mostra, indiretamente, o grau de irracionalidade e crueldade a que chegou a medicina nazista — e a que chegam, eventualmente, experimentos similares.

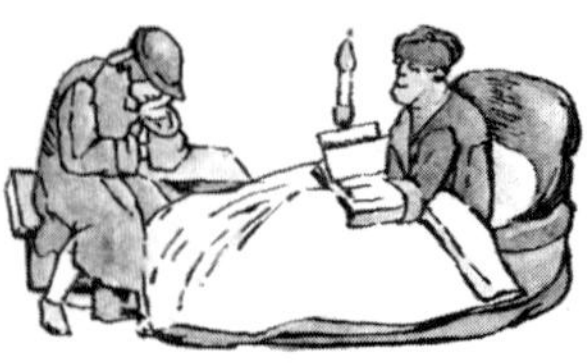

Nunca jantara com uma duquesa, nunca recebera um prêmio, nunca fora entrevistado, nunca produzira nada que o público pudesse compreender; desde a época de suas paixões estudantis, não se envolvia em nada que pessoas elegantes pudessem considerar romântico. Era, de fato, um cientista autêntico.

A ação de *Doutor Arrowsmith* transcorre no final do século XIX e começo do XX — a época da revolução pasteuriana; a obra é o romance da microbiologia. Sinclair Lewis (1885-1951) estava bem motivado para tal; não apenas era filho de médico, como mantinha laços de amizade com Paul de Kruif, autor de uma conhecida obra de divulgação sobre os microbiologistas, *Caçadores de micróbios*. Mas Lewis, o primeiro americano a receber um prêmio Nobel de Literatura, era também um perspicaz e irônico analista da realidade americana, e sobretudo da classe média, que retratou em obras como *Rua principal* e *Babbitt*.

É pelos olhos do jovem dr. Martin Arrowsmith que o cenário científico dos Estados Unidos é visto. O personagem descrito no texto acima é o dr. Max Gottlieb. Judeu-alemão, formado em medicina mas voltado inteiramente para a pesquisa, com passagens pelos laboratórios de Pasteur e Koch, é visto como "um judeu excêntrico, que captura micróbios e os olha maliciosamente". Homem pouco voltado para a autopromoção, publica pouco, leva uma existência modesta: "Enquanto os charlatães da medicina, os fabricantes de remédios, os produtores de goma de mascar e os altos sacerdotes da publicidade viviam em palácios, servidos por criados, mobilizando limusines para transportar suas sagradas pessoas, Max Gottlieb morava num pequeno *cottage* de pintura descascada e ia para o laboratório numa bicicleta velha e desconjuntada".

Discípulo e admirador de Gottlieb, Arrowsmith, depois de uma breve passagem pela clínica e pela administração de saúde, volta a trabalhar com seu mestre e torna-se bacteriologista. Encarregado de controlar um surto de peste bubônica nas Índias Ocidentais, ele vê morrer da doença a sua mulher e seu colega de trabalho, Gustaf Sondelius. O livro é uma meditação sobre o destino do cientista, mas reflete, sobretudo, o entusiasmo com a pesquisa que marcou o final do século XIX e o começo do XX.

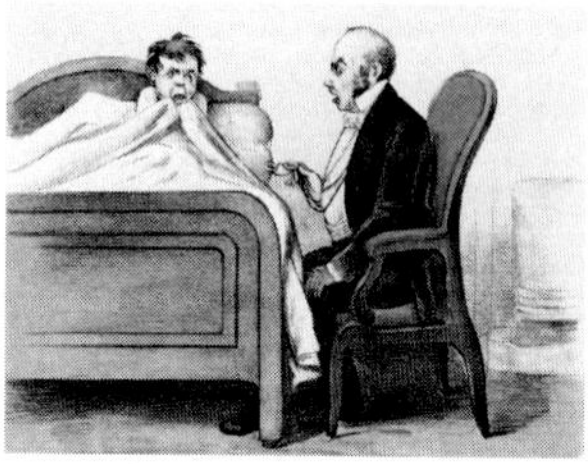

Devemos ser muito mais liberais do que somos. Se acharmos que tudo que está fora de nossa profissão é errado e que só o que está dentro dela é certo, será a morte do espírito científico. Dentro em breve seremos apenas uma pequena e fechada empresa comercial. Já é tempo de começarmos a pôr ordem em nossa própria casa. E não me refiro apenas às questões superficiais. Começando pelo começo: pensem no treinamento desesperadamente inadequado que os médicos recebem. Quando me formei, era mais uma ameaça para a sociedade do que qualquer outra coisa. Tudo o que eu sabia era o nome de algumas doenças e dos remédios com que, esperava-se, eu as trataria. Eu não sabia sequer manejar um simples fórceps. Tudo que sei aprendi depois da faculdade. Mas quantos médicos aprendem algo além do escasso conhecimento que adquirem com a prática? Eles não têm tempo para estudar, os pobres coitados, andam sempre apressados [...]

E que devemos dizer a respeito da comercialização da medicina? Dos tratamentos inúteis, que só servem de caça-níqueis, das operações desnecessárias, da enxurrada de preparações pseudocientíficas que receitamos? Já não é tempo de acabar com tudo isso? A nossa profissão é muito intolerante e egoísta. Caímos na apatia e na inércia. Nunca pensamos em avançar, em mudar o nosso sistema.

Como *O doente imaginário*, de Molière, e *O dilema do médico*, de Shaw (mas não no mesmo plano literário), *A cidadela*, de Archibald Joseph Cronin (1896-1981), é uma obra que mostra os aspectos menos glamourosos da medicina. Publicada em 1937, provocou grande polêmica, gerando pedidos no Parlamento inglês para que fosse apreendida. Grande parte dessa repercussão deve-se ao tom realista, resultado do componente autobiográfico do romance.

Nascido numa pequena cidade no interior da Escócia, Cronin estudou medicina em Glasgow. Veio a Primeira Guerra e ele interrompeu o curso para se engajar no serviço médico da Marinha britânica. Formado, começou (1921) a clinicar no Sul do País de Gales. Ao mesmo tempo, obteve o diploma de especialista em saúde pública.

Em 1924 Cronin foi nomeado inspetor-médico de minas. Durante catorze meses investigou as condições de vida dos mineiros, elaborando um contundente relatório a respeito. Seu engajamento social terminou aí; em seguida, abriu consultório num rico bairro londrino e logo depois deixou a medicina para dedicar-se exclusivamente à literatura. Seus livros tornaram-se best-sellers e vários deles foram adaptados para o cinema.

A cidadela conta a história do dr. Andrew Manson, jovem médico que, como Cronin, vai exercer a medicina no interior. É assim que vai encontrando vários médicos, alguns heróicos, outros lamentáveis. Passa por várias aventuras (numa delas, junto com um colega, dinamita a canalização cloacal que estava em mau estado, para tornar obrigatória a construção de um novo sistema de esgotos). Ao final, é acusado por ter encaminhado uma doente para tratamento com um norte-americano não formado em medicina. No julgamento, faz o pronunciamento do qual o texto acima foi extraído, e é absolvido.

A cidadela influenciou numerosos jovens no mundo inteiro a cursar medicina, uma profissão que, na pena do dr. Cronin, assumia a imagem do idealismo, de uma cidadela a resistir contra os ataques do mercantilismo.

Ele principiava a ser um médico de verdade, estava diante da vida, atendia os seus clientes com toda a solicitude e às vezes tinha de esforçar-se para ser delicado e não se encolher diante de criaturas que, pelo aspecto físico ou pela natureza de seus males, lhe inspiravam repugnância ou mal-estar. Fazia-lhes perguntas, interessava-se pela vida deles. Aos poucos ia perdendo os velhos temores de fracasso e aquela sensação de que os outros não tinham confiança nele. Atirava-se à clínica cheio de coragem e isso já era a metade da vitória.

Os médicos são personagens freqüentes na obra de Érico Veríssimo (1905- 1975). Alguma vivência com o tema deu-lhe o período em que trabalhou numa farmácia, em sua terra natal, Cruz Alta, no interior do Rio Grande do Sul. Mais que os aspectos técnicos, no entanto, interessava-lhe a dimensão humana da profissão. *Olhai os lírios do campo*, do qual foi extraído o trecho acima, é exemplar nesse sentido. Trata-se de um romance de trajetória: conta a história do dr. Eugênio Fontes, que, menino pobre, estuda medicina, apaixona-se por uma idealista colega, Olívia — mas opta por uma vida de conforto, casando com Eunice, a *blasée* filha de um rico empresário. Desgostoso com essa existência fútil, volta a exercer a medicina, mas agora encarando a profissão por seu lado social e humano.

Escrito em 1938, um ano depois de *A cidadela*, de Cronin, *Olhai os lírios do campo* denuncia a comercialização da medicina e propõe soluções: um sistema socializado, que imporia também uma triagem: "Só seguiriam a profissão médica os que tivessem vocação", diz Eugênio a seu colega e mentor, o dr. Seixas. Esse projeto encaixa-se num contexto mais amplo de transformação, pois é a sociedade que está doente: "A vida ali estava a se oferecer toda, numa gratuidade milagrosa. Os homens viviam tão ofuscados por desejos ambiciosos que nem sequer davam por ela. Nem com todas as conquistas da inteligência tinham descoberto um meio de trabalhar menos e viver mais. Agitavam-se na terra e não se conheciam uns aos outros, não se amavam como deviam". Para Érico Veríssimo, a medicina é, sobretudo, um ato de amor.

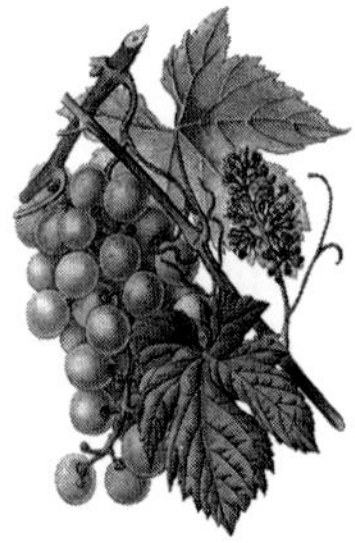

Resta explicar, rapazes, por que ligo tanto à medicina. É ainda uma questão de pachorra, uma espécie de mal-aventurada dor-de-corno. Ninguém ignora que uma das... pegas infantis mais vulgarizadas no Brasil, e talvez no mundo, é perguntarem ao rapazinho o que ele vai ser na vida. Foi o que fizeram também comigo uma vez, eu não teria dez anos. Fiquei atrapalhado, com muita vergonha de mim, e de repente escapei: — Vou ser médico. Positivamente eu não tinha a menor disposição para ser médico, nem coisíssima nenhuma. Era menino, e apenas nos poucos momentos em que largava da meninice achava bonito, desejava, confesso, desejava ser homem grande, tomar bonde, fumar, andar com dinheiro no bolso. Vou ser médico... Pra que falei tamanha bobagem! Todos acharam a resposta muito certa e nunca mais se discutiu dos meus futuros. Nem eu discuti. Fiquei certo como os outros que ia ser médico no mundo, mas jamais fiz o menor esforço para me dirigir. Nem os outros, seja dito em honra de meus bons pais. E fiquei... o diabo é que nunca pude esclarecer direito o que fiquei; e sinto sempre uma hesitação danada quando, nos hotéis, enchendo a ficha de hospedagem, tropeço no "Profissão". Pianista? Professor? Jornalista? Crítico de arte? Folclorista? ou mais recentemente: Funcionário Público? Só me arrependo de não ter ficado médico por causa dos fichários dos hotéis. No resto, não me arrependo, porque não tenho mesmo a menor vocação.

Mas aquela resposta de menino me vaia a vida inteira. Me tornei médico às avessas, isto é, doente. Mais ou menos imaginário. Sou duma perfeição prelecional no descrever os sintomas das doenças. Das minhas doenças. E finalmente a medicina entor-

peceu minhas leituras. Li bastante sobre os bastidores dela, e principalmente a sua história. E quando encontro, em leituras outras, qualquer referência sobre medicina, ficho. Fichava, aliás. Por que fichava? Fichava sem saber por que fichava. Fichava por causa daquela resposta de menino e porque os instintos viciados, ignorantes das proporções e dos anos, continuam imaginando que ainda serei médico um dia.

Namoros com a medicina (1939) é um título até certo ponto surpreendente na obra de Mário de Andrade (1893-1945). Tem algo a ver com musicologia (o primeiro ensaio é "Terapêutica musical"), tem algo a ver com folclore (no segundo ensaio, "A medicina dos excretos"), mas, sobretudo, revela a afinidade do autor de *Macunaíma* com a profissão médica.

No prefácio, acima, Mário de Andrade atribui, inicialmente, este "namoro" ao prestígio da profissão: certamente é melhor, num hotel, se assinar "Dr. Mário" do que simplesmente "Mário", e isso era particularmente válido em 1939, época em que a medicina tinha talvez a sua melhor imagem na história do país.

Mas não se trata só disso, confessa a seguir o escritor. Há outras coisas que o conduzem à medicina: a curiosidade intelectual, as suas próprias doenças. Fica claro, na última frase, que "os instintos" continuaram guardando uma paixão, ainda que platônica, pela profissão médica.

Os dois ensaios surpreendem pela erudição e pela originalidade combinadas com o inconfundível estilo de Mário. Ele vê a potencialidade da meloterapia na correspondência entre ritmos musicais e ritmos orgânicos; cita Herófilo e Celso, Platão e Gil Vicente, Pinel e Charcot; conta que no século XVIII o dr. Gordon y Arosta organizou uma "farmacopéia dos instrumentos", recomendando o violino para a hipocondria e a melancolia, a harpa para a histeria, a flauta contra a tuberculose "de primeiro grau", o trombone contra a surdez e o oboé como tônico geral; mas, observa, "quando chega o momento de dar à música ou às músicas o seu exato destino terapêutico", os autores mais audazes caem na inverossimilhança, e os mais sérios divagam, fazem indicações sem meta fixa, incapazes de "converter a música a um remédio nomeável, a um gelol, a um urudonal". E doutrina: "A meloterapia, a meu ver, residirá na utilização desses poderes facilmente reconhecíveis, não exclusiva, mas especialmente aplicados à sociedade. Uma organização social que empregasse a terapêutica musical à coletividade não é uma utopia, porque isso já existe, só faltando sistematização. Proibir-se-iam os rádios e demais elementos de pandifusão da música de executar peças apaixonadas, violentas, marciais, depois das vinte horas [...] Todos os processos difusores do som seriam obrigados nessa hora a executar as crianças, os enfermos, os operários e as mães a dormir". E prossegue recomendando: "De manhã, alvoradas claras de claros acordes simples, em alegros moderados, concitariam o ser à ginástica, ao banho e ao trabalho contente. Ritmos bem ordenados de danças e rondós populares seriam ouvidos nas usinas, nas fábricas, nos cais de mercadorias, facilitando os trabalhos". Numa sugestão que lembra *Tempos modernos*, de Chaplin, acrescenta: "Nas temporadas de fabricação intensiva, estas mesmas músicas [...] seriam executadas mais rápido que no andamento ordinário — o que contribuiria não somente para dinamizar com mais rapidez os gestos, como, pela mutação sensível do andamento, a tornar consciente no operário a precisão de trabalhar mais rápido". Também há prescrições para a hora da refeição: "No jantar, no almoço, viriam músicas bem digestivas, como essas fáceis, gostosas e mesmo banais cantorias de ópera francesa e italiana... Um Bach, um Vila-Lobos um Mussorgsky ouvidos à mesa, seria terrível".

Menos refinado, e com menos prescrições — porém mais interessante —, é "A medicina dos excretos". Aqui, Bach dá lugar às fezes e à urina, utilizados com fins terapêuticos. Mário mostra a simbologia que está por trás de tais crenças e procedimentos; por exemplo, assim como o esterco fertiliza a terra, ele melhora o organismo. "Os excretos", diz, "mantêm pois uma noção de princípio de vida, de vitalização, de saúde." Daí seu uso como medicamento: "Em São Paulo a tosse comprida é curada com urina de vaca tomada pela manhã [...] Asmas, em Pernambuco, se cura com uma colher de bosta de vaca [...] No Paraná o excremento de lebre é usado como preservativo de moléstias dos olhos [...]". Um texto pouco agradável, mas muito rico do ponto de vista antropológico. Que só deixa uma inquietação para o autor: "Diante destes escritos não vá a observação exercitada de algum médico diagnosticar eu seja um escatófilo também. Não creio. E nunca mais porei a mão nestes assuntos, arre!".

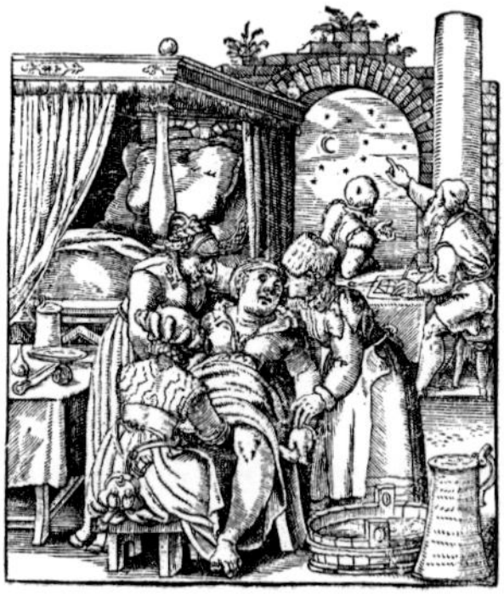

Agarrei a cabeça da menina com a mão esquerda e tentei introduzir o abaixador de língua, de madeira, entre seus dentes. Ela lutou, com os dentes cerrados, desesperadamente! Mas agora eu estava furioso (com uma criança!).

Sei como examinar uma garganta. Fiz o melhor que pude. Quando finalmente consegui introduzir a extremidade do abaixador, ela abriu a boca por um instante, mas antes que eu pudesse ver alguma coisa ela fechou-a novamente, triturando o abaixador com os molares...

Consiga-me uma colher, pedi à mãe.

Num assalto final, furioso, agarrei o pescoço e a mandíbula da criança, forcei a colher em direção à garganta até que ela teve um engulho. E ali estava — ambas as amígdalas cobertas com uma membrana.

William Carlos Williams (1883-1963), poeta, ensaísta e contista norte-americano, foi médico numa comunidade pobre em Rutherford, Connecticut, onde nasceu. Escrevendo nas horas vagas de seu sobrecarregado dia (fez mais de 3 mil partos), ele tornou-se um dos escritores mais importantes dos Estados Unidos, graças ao que denominava "objetivismo": a captura da poesia do cotidiano. E para isso, dizia, a profissão ajudou-o muito: "Eu nunca achei que a medicina interferisse com a minha literatura; ao contrário, era a matéria de que me nutria, aquilo que me tornava possível escrever. Não estava eu interessado no ser humano? Pois ali ele estava, bem à minha frente". Williams fala da autenticidade daquilo que o paciente — muitas vezes em linguagem simples — diz, para concluir: "O médico tem a preciosa oportunidade de ver as palavras nascerem".

O texto acima foi extraído de seu clássico *The doctor stories.* Examinar a garganta de uma criança é algo que todo médico fará alguma vez, ou muitas vezes, durante sua carreira. Williams, porém, mostra a tensão que se esconde por trás desse ato rotineiro, violência que nasce do desespero; ele sabe que a criança examinada pode ter um problema grave, e recorre até mesmo à violência. Que no fim se justifica pelo diagnóstico: é difteria que a menina tem.

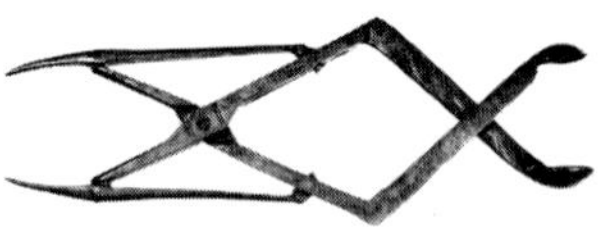

Uma noite eu tive a sede de um príncipe
depois a de um rei
depois a de um império
a de um mundo
em fogo.

O poema do norte-americano James Dickey, "Diabete", descreve os sintomas da doença: a sede, a necessidade de urinar várias vezes e em grandes volumes. Mas, nascido em 1923, Dickey já não precisava passar pela ansiedade e pelos riscos que os diabéticos enfrentavam, desde que Areteu da Capadócia descreveu o diabete como uma situação em que "a carne se dissolve na urina". A doença era grave — usualmente fatal em jovens —, e permaneceu por séculos um enigma. Em 1673, o suíço Johan Brunner removeu pâncreas e baço de cães e observou que os animais passavam a ter sede excessiva, urinando em abundância. Aos poucos, o pâncreas foi sendo identificado como a sede do distúrbio causador do diabete; notou-se que o órgão tinha uma dupla estrutura, uma destinada à elaboração do suco pancreático, outra constituindo as ilhotas descritas por Paul Langerhans. Em 1890 Joseph von Mering e Oskar Minkowski provaram claramente, em cães, que a ablação do pâncreas causava diabete; Minkowski tentou prevenir a doença implantando fragmentos de pâncreas. Gustave Édouard Laguesse sugeriu que uma secreção interna, ou endócrina (o termo foi introduzido por ele), seria produzida pelas ilhotas de Langerhans.

Trabalhando no laboratório dirigido por John MacLeod, na Universidade de Toronto, dois pesquisadores, Frederick Banting (1891-1941) e Charles Best (1899-1978), conseguiram isolar das ilhotas de Langerhans uma substância reguladora do metabolismo dos glicídios, que recebeu o nome de insulina (de *insula*, "ilha"). O trabalho de Banting e Best é modelar em termos dos procedimentos realizados e do claro raciocínio sobre os dados obtidos. E é com sobriedade que anunciam, nas conclusões: "Injeções endovenosas de um extrato do pâncreas de cão, removido de sete a dez semanas após a ligação dos ductos, invariavelmente reduzem a taxa de açúcar no sangue e a taxa de açúcar excretada na urina". Daí em diante, os diabéticos dependentes de insulina já não teriam "a sede de um príncipe", muito menos a "sede de um mundo".

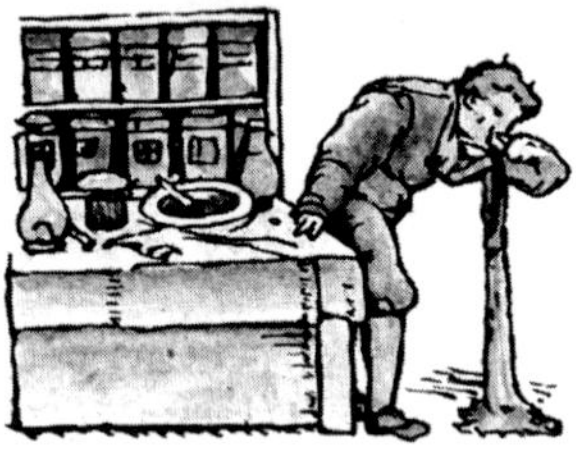

A doença é o lado noturno da vida, uma cidadania mais onerosa. Quem nasce tem a dupla cidadania, uma do reino da saúde, outra do reino da enfermidade. Preferimos usar o passaporte da saúde, mas somos obrigados, ao menos por um instante, a nos identificar como cidadãos daquele outro lugar.

É uma metáfora que a escritora norte-americana (nascida em 1933) Susan Sontag está usando. Doença não é uma coisa metafórica, ela faz questão de sublinhar; mas, acrescenta, é quase impossível residir no reino da enfermidade sem ser afetado pelas metáforas que ali são parte integrante da paisagem. Susan Sontag fala por experiência própria. *Illness as a metaphor* [A doença como metáfora], publicado pela primeira vez sob forma de artigo em 1978, corresponde a uma experiência pessoal da autora, que, pouco antes, tinha tido uma neoplasia. Câncer é uma das doenças que aborda; a outra é tuberculose (posteriormente, ela acrescentou AIDS a esse estudo).

A tuberculose, diz Sontag, gerou metáforas no século XIX; o câncer, no atual século. O papel terrorífico da tuberculose antes do advento da quimioterapia eficaz passou ao câncer. Em ambos os casos, até mesmo o nome da enfermidade é evitado. As descrições da tuberculose e do câncer falavam, ambas, de um processo capaz de consumir o corpo; e ambas eram descritas como doenças da paixão — da paixão reprimida. Mas, ao contrário da tuberculose, o câncer não é considerado uma doença apropriada para o caráter romântico; este caracterizava-se pela melancolia — que, segundo Poe, "é inseparável da noção do belo" —, não pela depressão; que é, diz Sontag, a melancolia sem encanto.

Daí resulta também a conotação sinistra que envolve a metáfora do câncer, o que é particularmente evidente no discurso político. Ai do grupo que é rotulado como "câncer"! Este era o epíteto com que os nazis se referiam aos judeus (corrigindo uma primeira manifestação de Hitler que, em 1919, falava em "tuberculose racial"), com que o futurista Marinetti descrevia (1920) o comunismo. Num outro extremo, a luta contra o câncer é freqüentemente descrita como "guerra" ou "cruzada".

A tuberculose é a doença do eu doente; o câncer é uma doença alienígena, a invasão do corpo por células mutantes, estranhas, poderosas. O termo *maligno*, nesse contexto, é bem explicável, como é explicável a paranóia que acompanha a palavra — devidamente aproveitada, como se viu, por vários demagogos da atualidade.

A metáfora do câncer, conclui Susan Sontag, nasce dos mitos e das fantasias sobre a doença — em outras palavras, do desconhecimento e da ansiedade que provoca. É uma metástase, para usar outra metáfora, de uma ansiedade mais ampla, que diz respeito à sociedade industrial, com todos os seus problemas: a insegurança, a violência, a deterioração do meio ambiente. Problemas que, conclui a autora, certamente terão duração mais longa que a da metáfora propriamente dita.

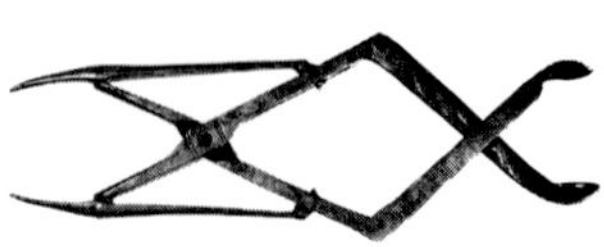

Num dia esplendoroso, caminhando pelos bosques com meu cão, ouvi um bando de gansos canadenses grasnando lá no alto, muito acima das árvores de folhagem multicolorida; sons e visão que normalmente me encheriam de alegria, mas que, naquele momento, fizeram-me parar, trespassado de medo; fiquei ali imóvel, desamparado, tremendo, consciente pela primeira vez de que eu estava atacado não por mero episódio de ausência mas por uma séria doença cujo nome e presença eu por fim tinha de aceitar. Indo para casa, não podia tirar de minha mente a frase de Baudelaire, mobilizada do passado distante e que voejava no limite de minha consciência: "Senti o frêmito da asa da loucura".

É de sua depressão que o escritor norte-americano William Styron, autor de *As confissões de Nat Turner* e *A escolha de Sofia,* fala em *Darkness visible.* Em 1985, aos sessenta anos — e às vésperas de receber um prêmio literário —, Styron começou a ter os sintomas da doença que acabaria por levá-lo a um hospital psiquiátrico. Embora informado dos característicos da depressão, Styron não estava preparado para o que se seguiria: a doença "em sua forma catastrófica", diz ele, é inimaginável para aqueles que não passaram por ela e que conhecem apenas a frustração ou a tristeza que ocasionalmente manifestam-se na vida cotidiana. Ele fala de uma "tempestade uivando no cérebro", uma dor psíquica intensa que não pode ser aliviada por simpatia ou palavras de consolo. Pior é a sensação de um "segundo eu", que acompanha o doente e o vigia, "com desapaixonada curiosidade". O tema do "duplo", aliás, aparece muitas vezes na literatura — em Jorge Luis Borges, por exemplo.

Styron também fala do suicídio, mencionando a observação de Camus: "É o único problema filosófico verdadeiro". Um problema que vitimou muitos escritores e artistas. Styron cita, entre outros: Hart Crane, Vincent van Gogh, Virginia Woolf, Arshile Gorski, Cesare Pavese, Romain Gary, Sylvia Plath, Mark Rothko, Jack London, Ernest Hemingway, Diane Arbus, Paul Celan, Sergei Esenin, Vladimir Maiakovski. É como se essas pessoas de sensibilidade captassem o lado mórbido da sociedade em que vivem, e se oferecessem em holocausto, no altar do "deus selvagem" (a expressão que Walter Alvarez usa como título de seu livro sobre o suicídio de Sylvia Plath).

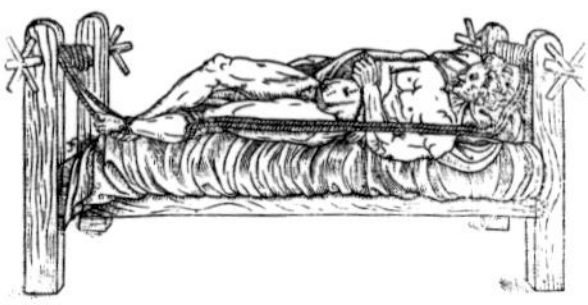

Para afastar a doença e recuperar a saúde, os seres humanos em regra acham mais fácil recorrer aos médicos do que tentar a empreitada, mais difícil, de viver sabiamente.

A observação do microbiologista norte-americano René Dubos, feita em 1960, sintetiza uma das críticas à moderna conjuntura médica: o papel secundário atribuído ao meio ambiente e ao estilo de vida. Um microorganismo, argumenta Dubos, é uma causa necessária, mas não suficiente, de uma enfermidade infecciosa; esta só surgirá em determinadas condições. Da mesma maneira, a redução da mortalidade por doenças transmissíveis, diz o médico e demógrafo Thomas McKeown, precedeu a descoberta dos meios de prevenção e de tratamento de tais doenças, devendo-se em grande parte à melhora das condições de vida.

O esforço da medicina para curar usando medicamentos ou procedimentos cirúrgicos pode originar problemas de saúde — é a iatrogenia. O pensador Ivan Illich, em seu *Limites da medicina*, vê essa questão numa dimensão maior: "A medicina iatrogênica reforça uma sociedade mórbida na qual o controle social da população pelo sistema médico torna-se uma atividade econômica de vulto [...] Sofrer, curar-se, morrer, que são atividades essencialmente intransitivas que a cultura ensina a cada pessoa, estão sendo reinvindicados pela tecnologia e tratados como disfunções das quais a população tem de ser institucionalmente liberada". O marxista norte-americano Vicente Navarro concorda com Illich: a sociedade está doente, mas a causa dessa doença é a má distribuição do poder político e econômico, não o estilo de vida. Assim como existe um subdesenvolvimento socioeconômico, há um subdesenvolvimento da saúde, que só será curado mediante a justiça social. A biomedicina apenas ajuda o capitalismo a manter a força de trabalho em condições de produzir.

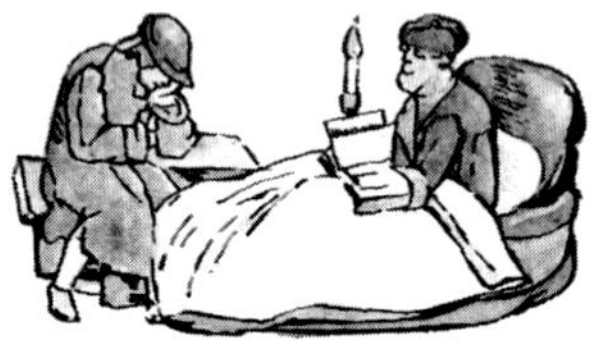

Se a existência se torna insuportável para os doentes incuráveis, eles terminam com a vida ou pela estarvação ou por drogas que apressam o fim mas sem lhes dar a sensação da morte.

Não é uma situação real que Thomas More (1478-1535) descreve em sua *Utopia*, mas sim uma forma idealizada de morte, que denomina — e possivelmente esta é a primeira vez que o termo é empregado — eutanásia (em grego, "boa morte"). More apressa-se, contudo, a acrescentar que tal desfecho só ocorre com permissão dos habitantes da Utopia. No século seguinte, Francis Bacon diria que é dever da ciência prover uma "boa e fácil passagem" para aqueles que sofrem. Filósofos como David Hume também reconheceram a possibilidade de auto-extermínio, nos casos em que a vida "torna-se um peso", por várias circunstâncias, a doença inclusive.

O surgimento da anestesia e de narcóticos poderosos deu impulso à idéia. Em 1870, o obscuro orador de uma sociedade de Birmingham, Samuel D. Williams, propôs o uso do clorofórmio na eutanásia; seu pronunciamento foi impresso e amplamente distribuído, com grande repercussão. No começo do século XX foi a vez de um professor de Harvard, o dr. Charles E. Norton, manifestar-se a favor da medida. À época, o darwinismo estava em grande voga nos Estados Unidos, e a idéia da sobrevivência dos mais aptos de alguma forma era compatível com o término da vida em situações consideradas terminais.

O rótulo de "eutanásia" colocado pelos médicos nazistas em situações que caracterizavam puro e simples assassinato freou o debate que, no entanto, recomeçou depois da Segunda Guerra. O desenvolvimento de técnicas de manutenção da vida em estados vegetativos — caso dos respiradores artificiais — e o conseqüente custo emocional e financeiro causaram um envolvimento cada vez maior do público. Um médico, o dr. Jack Kevorkian, instituiu o "suicídio assistido" e chegou a aplicá-lo em alguns casos. De outra parte há uma intensa batalha judicial em vários países acerca da legalização da eutanásia ou de procedimentos similares, não havendo consenso a respeito.

Estarei numa cama de hospital,
fios por toda a parte. Tubos no nariz. Mas tentem não ter medo, amigos.

O poema "Minha morte", do norte-americano Raymond Carver (1939-1988), falecido de câncer de pulmão, reflete a angústia que muitas vezes cerca a morte em hospital. Angústia da qual se origina, sem dúvida, o debate sobre eutanásia.

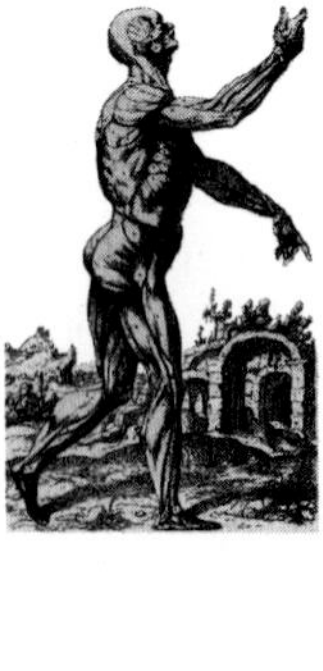

Quando o enigma do transplante de órgãos for resolvido teremos uma situação tão revolucionária quanto o foi a fissão nuclear. Qualquer um poderá ir ao banco de órgãos local e, por uma soma razoável, trocar um coração débil, um cérebro enfraquecido, um fígado cirrótico. Só se morrerá por acidente, na guerra, ou nas viagens espaciais.

A previsão feita pelos cirurgiões Harold Gillies e Ralph Millard em 1957 reflete o assombro diante do extraordinário progresso no campo dos transplantes, e que é a culminância de uma longa jornada. Atribui-se a Gaspari Tagliocozzi (1546-1599), professor de anatomia e de medicina na Universidade de Bolonha, o trabalho pioneiro nessa área. Tagliocozzi desenvolveu uma técnica para reconstrução do nariz mediante auto-enxerto com pele do braço. Era um método complicado, pois o braço tinha de ser imobilizado junto ao rosto, mas a demanda era grande: à época, cortar o nariz era uma forma de vingança e punição legal. No entanto, usar como enxerto a pele de outra pessoa seria impossível: "A especificidade de cada indivíduo demove-nos de tentar tal coisa", afirmava Tagliocozzi, acrescentando que só os "supersticiosos e os desprovidos de formação científica poderiam pensar diferente".

Durante séculos os cirurgiões partilharam essa descrença. A "especificidade de cada indivíduo" parecia um obstáculo insuperável para o transplante. Havia o problema da imunidade, e havia também o problema de conectar os vasos sanguíneos do órgão transplantado com os do receptor. Este último foi equacionado com os trabalhos de Alexis Carrel, no início do século, que desenvolveu um método cirúrgico adequado para isso. Durante a Primeira Guerra o enxerto de pele expandiu-se muito, mas só nos anos 40 a questão da imunidade começou a ser esclarecida. Pioneiro nesse campo foi sir Peter Medawar; ele mostrou que a cortisona podia suprimir a reação imunitária. Em 1959 Roy Calne e J. E. Murray introduziram um novo imunossupressor, a azatioprina.

No Hospital Peter Bent Brigham, de Boston, transplantes de rim já vinham sendo feitos, um deles — em gêmeos univitelinos — com sucesso. Mas os imunossupressores tornaram rotineira a operação.

O transplante de outros órgãos seria mais complicado. Na Universidade de Stanford o dr. Norman Shumway vinha trabalhando com transplante de coração em cães. Os métodos para testar a compatibilidade eram ainda insatisfatórios; apesar disso, e para surpresa de Shumway, em dezembro de 1967 o cirurgião sul-africano Christian Barnard realizou o primeiro transplante de coração num paciente chamado Louis Washkansky. A sobrevida foi curta, dezoito dias, mas o dr. Barnard tornou-se instantaneamente uma figura pública, os transplantes de coração ganharam impulso e mesmo o cauteloso Shumway teve de aderir, fazendo um transplante num paciente que viveu duas semanas. Resolvidos os problemas de rejeição, outros tipos de transplante foram feitos, e, em muitas situações, o procedimento já faz parte da rotina médica.

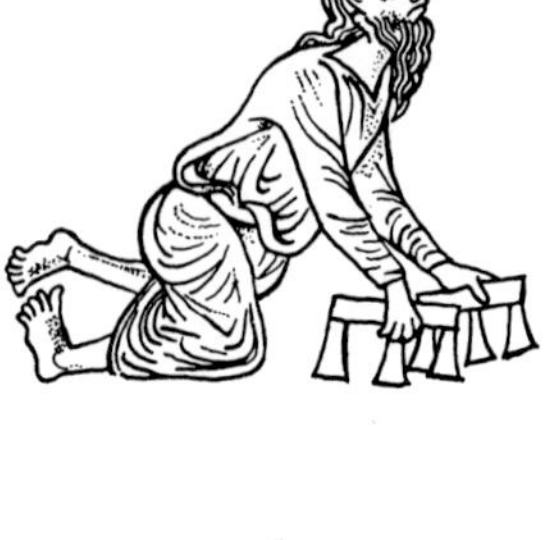

O Doutor P. era um respeitado músico, conhecido por muitos anos como cantor e depois, na escola de música local, como professor. Foi ali, e junto a seus estudantes, que certos estranhos problemas foram primeiro observados. Algumas vezes um aluno se apresentava e o dr. P. não o reconhecia; ou, mais especificamente, não reconhecia sua face. No momento em que o estudante falava, identificava-o pela voz. Esses incidentes multiplicaram-se, causando embaraço, perplexidade, medo — e, às vezes, riso. Porque não apenas o dr. P. progressivamente deixou de ver rostos, mas ele via rostos onde não havia: na rua, gentilmente, como um Mr. Magoo, ele dava tapinhas nas cabeças de hidrantes e parquímetros tomando-as por cabeças de crianças; dirigia-se amistosamente a maçanetas trabalhadas da mobília, assombrando-se porque não respondiam. A princípio, esses estranhos equívocos eram motivos de riso, inclusive para o próprio dr. P. Não tinha tido ele sempre um vivo senso de humor, não era dado a paradoxos tipo Zen e brincadeiras? Seus dotes musicais continuavam, como sempre, admiráveis; não se sentia doente — ao contrário, nunca estivera melhor; e os erros eram tão ridículos, e tão ingênuos, que dificilmente poderiam ser sérios ou anunciar algo sério. [...]

Um sorriso esboçou-se em sua face. Tendo concluído que a consulta havia terminado ele olhou ao redor, procurando o chapéu. Estendeu a mão, agarrou a cabeça da mulher, tentou levantá-la e colocá-la. Aparentemente, tinha confundido a esposa com o chapéu.

Em *The man who mistook his wife for a hat* [O Homem que confundiu sua esposa com um chapéu] (1985), o neurologista e escritor Oliver Sacks, nascido em 1933, vai além da simples descrição do caso clínico. Na verdade, a agnosia visual do paciente é o ponto de partida para uma investigação filosófica, humanística; o que ele pretende é reunir "uma neurologia sem alma a uma psicologia sem corpo". Suas narrativas falam do impacto da doença na vida do paciente, e de sua relação com o médico, não mais um observador frio, mas uma pessoa que se comove e é capaz de descobrir o patético humor oculto atrás de uma situação penosa. Nesse sentido, ele segue a trajetória de Sigmund Freud e de A. R. Luria (1902-1977), neuropsicológo soviético cujos longos estudos (por exemplo, *A mente de um memorizador*) por ele chamados de "ciência romântica" procuravam situar o fenômeno psicológico na existência como um todo.

Os trabalhos de Sacks também refletem o renovado interesse no estudo do cérebro, em busca de resposta para aquilo que John R. Searle denomina "o mais importante problema na ciência biológica": como, exatamente, os processos neurobiológicos no cérebro dão origem à consciência? O advento do computador criou um modelo tentador, uma metáfora segundo Searle que, no entanto, adverte: "A mente não pode ser apenas um programa de computador, porque os símbolos formais de tais programas não são suficientes para garantir a presença do conteúdo semântico que ocorre na mente real". Os programas fornecem no máximo a sintaxe, não a semântica, a verdadeira "caixa-preta" da mente. Caixa preta, mas colorida pelas emoções de que fala Sacks em seus relatos.

[...] *valeu a pena*
criar unidades sanitárias aéreas
para salvar os remanescentes
das vítimas de posseiros, madeireiros, traficantes,
burocratas et reliqua,
que tiram a felicidade aos simples
e em troca lhes atiram de presente
o samburá de espelhos, canivetes,
tuberculose e sífilis?

Os versos de Carlos Drummond de Andrade homenageiam a memória de Noel Nutels (1913-1973). Nascido em Ananiev (Rússia), Noel veio com a família para o Brasil em 1921. Formou-se em medicina no Recife, tornando-se sanitarista e tisiologista. Nessa dupla condição foi trabalhar na Fundação Brasil Central, onde tomou contato com os graves problemas de saúde dos índios brasileiros. A saúde indígena tornou-se para ele uma causa, na qual se empenhou com paixão. Foi o criador e primeiro chefe do Susa, Serviço de Unidades Aéreas do Ministério da Saúde. Ao mesmo tempo, tornou-se um dos maiores conhecedores da questão do índio brasileiro. Detectou os erros cometidos contra as tribos indígenas. Como disse em artigo (*O Globo*, 24 de agosto de 1970):

"Os critérios de pacificação dos índios estão errados. Eles têm seus próprios critérios de vida e uma cultura própria. Querer levar nossa cultura para seu meio, de maneira abrupta, é o mesmo que querer matá-los. Há muita coisa a corrigir. Por exemplo: o ensino de medicina é realizado tendo em vista os grandes centros. Um médico que seja levado a clinicar nas margens do Araguaia não saberá o que fazer em determinadas situações. O mesmo acontece no campo do ensino, da antropologia e de tantos outros ramos profissionais". Esses erros refletiam-se na alta mortalidade dos indígenas, por doenças como varíola, tuberculose, infecções respiratórias. A solução? Numa entrevista ao *Pasquim* (1970) ele a sintetizou numa frase: "O problema da saúde é primariamente um problema de desenvolvimento econômico".

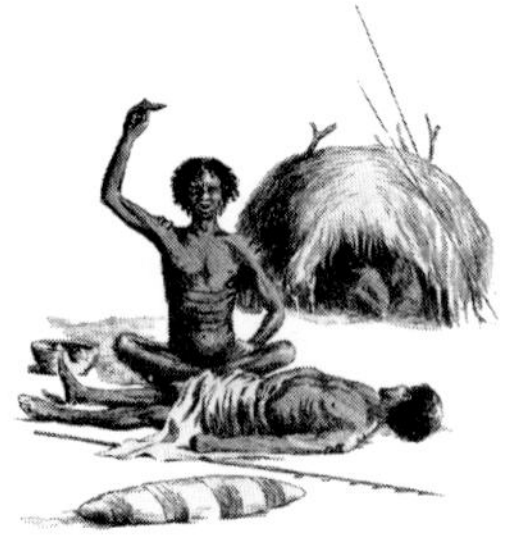

Voltei da Europa em junho me sentindo doente. Febres, dores, perda de peso, manchas na pele. Procurei um médico e, à revelia dele, fiz O Teste. Aquele. Depois de uma semana de espera agoniada, o resultado HIV positivo [...]

A vida me dava pena, e eu não sabia que o corpo ("meu irmão burro", dizia são Francisco de Assis) podia ser tão frágil e sentir tanta dor. Certas manhãs chorei, olhando através da janela os muros brancos do cemitério no outro lado da rua. Mas à noite, quando os néons acendiam, de certo ângulo a Doutor Arnaldo me parecia o boulevard Voltaire, em Paris, onde vive um anjo sufista que vela por mim. Tudo parecia em ordem, então. Sem rancor nem revolta, só aquela imensa pena de Coisa Vida dentro e fora das janelas, bela e fugaz feito as borboletas que duram só um dia depois do casulo. Pois há um casulo rompendo-se lento, casca sendo abandonada.

A síndrome da imunodeficiência adquirida (AIDS, ou, como seria mais apropriado em português, SIDA) foi descrita pela primeira vez em 1981, mas já no final dos anos 70 médicos em Nova York e na Califórnia vinham detectando uma ocorrência inusitada de um raro tipo de câncer, o sarcoma de Kaposi, e de infecções oportunistas, como a pneumonia causada pelo *Pneumocysistis carinii*, em jovens homossexuais do sexo masculino. A expressão "câncer gay" foi cunhada de imediato, mas logo se verificou tratar-se de um reducionismo, pois a síndrome acomete um grande número de pessoas, transmitindo-se por mecanismos variados que incluem o ato sexual, a transfusão, o uso comum de seringas contaminadas e da mãe para o filho no útero. Em 1983 foi descoberto o vírus responsável, o HIV (vírus da imunodeficiência humana), e em 1984 surgiu um teste para detecção da infecção.

Como resultado do crescente número de viagens, a doença espalhou-se rapidamente. Os padrões diferem conforme os locais. Nos Estados Unidos, pobres e minorias são muito atingidos, sobretudo por causa do uso de drogas injetáveis. Em países africanos, a transmissão heterossexual é freqüente.

As primeiras respostas de autoridades ao problema, sobretudo nos Estados Unidos, foram marcadas pela negação, pelo preconceito ou por ambas as coisas. A expressão "grupo de risco" passou a ser usada, às vezes como velada acusação. Alguns grupos religiosos viam na doença uma espécie de castigo divino, tal como acontecera com a peste.

Viver a realidade da AIDS, despindo-a de sua carga de hipocrisia, foi a derradeira tarefa a que se dedicou o escritor Caio Fernando Abreu (1948-1996). O texto acima, publicado em 18 de setembro de 1994 no jornal *O Estado de S. Paulo*, é uma prova de sua coragem. "A vida grita. E a luta continua." Com essas palavras termina o histórico texto. E com elas, prossegue a batalha contra a AIDS.

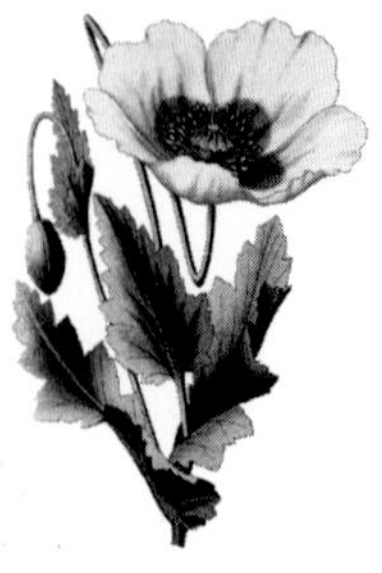

CRONOLOGIA

HISTÓRIA DA MEDICINA

c. 1700 a. C. O código de Hamurabi regulamenta o exercício da medicina no Império babilônico.

c. 1500 a. C. Começo da medicina ayurvédica na Índia.

c. 1200 a. C. A lei mosaica prescreve cuidados de higiene e separa o puro do impuro.

c. 400 a. C. Hipócrates e seus discípulos introduzem uma medicina baseada na observação e na racionalidade, atribuindo as doenças a causas naturais.

c. 130-200 Galeno cria uma tradição médica que vigorará por toda a Idade Média.

700-800 Médicos árabes traduzem e adaptam textos gregos.

GERAL E LITERÁRIA

c. 1250 a. C. Os israelitas chegam à Terra Prometida bíblica.

c. 440-400 a. C. Desenvolvimento da cultura grega: Ésquilo, Sófocles, Heródoto, Sócrates, Demócrito, Tucídides.

44 a. C. Assassinato de Júlio César.

c. 30 Jesus Cristo é crucificado.

410 Roma é saqueada pelos visigodos.

650 É estabelecida a versão oficial do Corão.

c. 900-1300 Grandes nomes da cultura árabe: Rhazes, Ibn Sina (Avicena), Ibn Ruchd (Averróis).

1292 Marco Polo chega a Sumatra.

1348 A peste dizima a população européia.

1353 *Decameron*, de Boccaccio.

c. 1430-1600 Grandes nomes da arte renascentista: Piero della Francesca, Bellini, Mantegna, Botticelli, Bramante, Leonardo da Vinci, Dürer, Michelangelo, Ticiano, Giorgione, Rafael, Correggio, Vasari, Tintoreto, Veronese.

1453 Queda de Constantinopla.

1492 Colombo chega ao Novo Mundo.

1494 O Tratado de Tordesilhas.

c. 1495 A sífilis dissemina-se pela Europa.

1497 Vasco da Gama chega à India pelo mar.

1513 *O Príncipe*, de Maquiavel.

1517 Lutero divulga suas teses, dando origem à Reforma.

1530 Fracastoro escreve um poema chamado "Syphilus", dando nome à doença que rapidamente se espalha pela Europa.

1538 Fim do Império inca.

1543 *De humani corporis fabrica*, de Vesálio, introduz a prática do estudo anatômico, representando uma contestação à tradição galênica.

1549 Tomé de Sousa governador-geral do Brasil.

1609 Cervantes publica a primeira parte de *Dom Quixote*.

1628 *De motu cordis*: William Harvey publica em texto seus estudos sobre a circulação do sangue.

1637 Descartes, *Discurso sobre o método*.

1651 *Leviatã*, de Thomas Hobbes.

1658 Morre Oliver Cromwell.

1673 Molière, *Le malade imaginaire*.

1677 Van Leeuwenhoek descobre o espermatozóide.

1687 Newton, *Principia mathematica*.

1700 Ramazzini publica seu estudo sobre enfermidades profissionais.

1721 Bach completa os concertos de Brandemburgo.

1722 Defoe, *O diário do ano da peste*

1724 Fahrenheit concebe o termômetro.

1750 O tratado de Madri define novas fronteiras na América do Sul.

1753 *Um tratado sobre o escorbuto*, de James Lind.	
1761 *De sedibus et causis morborum*: Morgagni é considerado o fundador da anatomia patológica.	
	1769 James Watt patenteia a máquina a vapor.
1785 William Withering torna públicos seus estudos sobre a dedaleira, da qual será extraída a digital.	
	1789 *Tratado elementar de química*, de Lavoisier. Começa a Revolução Francesa.
	1790 Goethe, *Fausto*.
1796 Jenner introduz a vacinação antivariólica.	
	1798 Thomas Malthus, *Um ensaio sobre o princípio da população*.
1801 Pinel publica seu tratado sobre doenças mentais.	
	1804 Napoleão imperador.
1819 Laennec divulga o método da auscultação usando o estetoscópio.	
1846 William Thomas G. Morton anestesia com sucesso um paciente usando éter.	
1847 Observações de Semmelweiss sobre a febre puerperal.	
	1848 *Manifesto comunista*. Revoluções na França, Alemanha, Áustria, Itália.
1849 *Sobre a maneira de transmissão do cólera*, de John Snow, é um marco na investigação epidemiológica.	
	1857 Flaubert, *Madame Bovary*.
1865 *Introdução à medicina experimental*, de Claude Bernard, dá grande impulso à fisiologia.	
	1869 Abertura do canal de Suez.
1882 Robert Koch identifica o bacilo causador da tuberculose.	1882 Machado de Assis, *O alienista*.
1885 Louis Pasteur introduz a vacina contra a raiva.	
1895 Roentgen descobre os raios X.	
	1897 A revolta de Canudos.
1900 *A interpretação dos sonhos*, de Sigmund Freud.	
1903 Einthoven introduz a eletrocardiografia.	
1904 Osvaldo Cruz introduz a vacinação obrigatória contra a varíola, o que desencadeará uma revolta no Rio de Janeiro.	

1909 Carlos Chagas descobre o *Trypanosoma cruzi*, agente etiológico da doença que leva o seu nome.

1910 O relatório Flexner revela as precárias condições das escolas médicas nos Estados Unidos e abre o caminho para a reforma do ensino da medicina.

1918 A epidemia de gripe deixa 20 milhões de mortos na Europa.

1922 Banting e Best introduzem a terapia pela insulina.

1928 Fleming observa a lise de germes em placa contaminada por *Penicillium*.

1929 Hans Berger: a eletroencefalografia.

1935 Gerhard Domagk introduz a sulfa.

1939 Surge o DDT: o combate aos insetos vetores de doença muda radicalmente.

1942 Florey e Chain isolam e produzem a penicilina.

1944 A estreptomicina é introduzida na terapia antituberculosa por Selman Waksman.

1948 Fundação da Organização Mundial da Saúde.

1954 Jonas Salk introduz uma vacina contra a poliomielite, que será aperfeiçoada por Albert Sabin.

1906 Bernard Shaw, *O dilema do médico*.

1914 Começa a Primeira Guerra Mundial.

1924 Thomas Mann, *A montanha mágica*.

1930 Getúlio Vargas no poder.

1937 O Estado Novo no Brasil.

1939 Começa a Segunda Guerra Mundial.

1956 Juscelino Kubitschek presidente do Brasil.

1959 A revolução de Fidel Castro triunfa em Cuba.

1966 Revolução cultural na China.

1969 Astronautas na Lua.

BIBLIOGRAFIA

ALTMAN, Lawrence K. *Who goes first? The story of self-experimentation in medicine.* Nova York, Random House, 1985.

AMADO, Jorge. *Tenda dos milagres.* Rio de Janeiro, Record, 1974. 16ª ed.

BARIÉTY, M. & COURY, Ch. *Histoire de la médecine.* Paris, PUF, 1971.

BYNUM, W. F. & PORTER, Roy (eds.) *Companion encyclopedia of the history of medicine.* Londres, Routledge, 1994.

BLOCH, Mark. *The royal touch.* Trad. J. E. Anderson. Nova York, Dorset Press, 1989.

BRITTO, Nara. *Oswaldo Cruz: a construção de um mito na ciência brasileira.* Rio de Janeiro, Fiocruz, 1995.

CALDER, Ritchie. *Medicine and man.* Nova York, Mentor, 1958.

CÉLINE, Louis Ferdinand. *Semmelweiss.* Paris, Gallimard, 1952.

CHAGAS FILHO, Carlos. *Meu pai.* Rio de Janeiro, Casa de Oswaldo Cruz/Fiocruz, 1993.

COSTA, Nilson do Rosario. *Lutas urbanas e controle sanitário.* Petrópolis, Vozes/Abrasco, 1985.

CRONIN, A. J. *The citadel.* Nova York, Bantam, 1956.

CRUZ, Oswaldo G. *Opera omnia.* Rio de Janeiro, Tipografia do Instituto Oswaldo Cruz, 1972.

CUNHA, Maria Clementina P. *Cidadelas da ordem: a doença mental na República.* São Paulo, Brasiliense, 1989.

DANON, Gérard. *Le corps souffrant: littérature et médecine.* Paris, Champ Vallon-PUF, 1994.

DARNON, Pierre. *Le mythe de la procréation à l'âge baroque.* Paris, Seuil. 1981.

DARNTON, Robert. *Mesmerism and the end of Enlightenment in France.* Cambridge, Harvard University Press, 1968.

FAUVET, Jean. *Les étapes de la médecine.* Paris, PUF, 1948.

FOUCAULT, Michel. *Naissance de la clinique.* Paris, PUF, 1969.

——. *Histoire de la folie à l'âge classique.* Paris, Plon, 1961.

GILMAN, Sander. *Health and illness: images of difference*. Londres, Reaktion Books, 1995.

GUERRA, E. Sales. *Oswaldo Cruz*. Rio de Janeiro, Vecchi, 1940.

HAEGER, Knut. *The illustrated history of surgery*. Nova York, Bell Publishing Co., 1988.

HAGGARD, Howard W. *Devils, drugs & doctors*. Nova York, Pocket Books, 1946.

HARRIS, Marvin. *Cultural materialism*. Nova York, Random House, 1979.

HELMAN, Cecil G. *Cultura, saúde e doença*. Trad. Eliane Mussnich. Porto Alegre, Artes Médicas, 1994.

HIPÓCRATES. *Aforismas*. Trad. José Dias de Moraes. São Paulo, Zumbi, 1959.

HOUAISS, Antônio (comp.). *Noel Nutels: memórias e depoimentos*. Rio de Janeiro, J. Olympio, 1974.

——. (org.). *Pequeno dicionário enciclopédico Koogan Larousse*. Rio de Janeiro, Larousse do Brasil, 1981.

HUNTER, Kathryn M. *Doctor's stories. The narrative structure of medical knowledge*. Princeton, Princeton University Press, 1991.

ILLICH, Ivan. *Medical nemesis: the expropriation of health*. Nova York, Pantheon, 1976.

KING, Lester (ed.). *A history of medicine*. Londres, Penguin, 1971.

LAFITTE, Sophie. *Tchekov*. Paris, Seuil, 1955.

LANDMANN, Jayme. *Judaísmo e medicina*. Rio de Janeiro, Imago, 1993.

LIFTON, Robert Jay. *The nazi doctors*. Nova York, Basic Books, 1986.

MACHADO DE ASSIS, J. M. *O alienista*. Texto integral cotejado com a edição do INL. São Paulo, Ática, 1976. 4ª ed.

MACLEAN, Unna. *Magical medicine*. Londres, Penguin, 1974.

MANN, Thomas. *A montanha mágica*. Trad. Otto Silveira. Rio de Janeiro, Panamericana, 1943.

MANNONI, Octave. *Freud*. Paris, Seuil, 1968.

MARGOTTA, Roberto. *A history of medicine*. Middlesex, Hamlyn, 1968.

MCKEOWN, Thomas. *The role of medicine*. Princeton, Princeton University Press, 1979.

MCNEILL, William H. *Plagues and peoples*. Nova York, Doubleday, 1976.

MILLESPIERRES, François. *La vie quotidienne des médecins au temps de Molière*. Paris, Hachette, 1965.

MOLIÈRE. *Le malade imaginaire*. Paris, Hachette, 1970.

MOON, Graham & GILLESPIE, Rosemary (eds.). *Society and health*. Londres, Routledge, 1995.

MOREL, Pierre & QUÉTEL, Claude. *Les médecines de la folie*. Paris, Hachette, 1985.

NULLAND, Sherwin B. *Doctors: the biography of medicine*. Nova York, Vintage Books, 1989.

OBER, William B. *Boswell's clap*. Nova York, Harper & Row, 1975.

PESSOTTI, Isaías. *A loucura e as épocas*. Rio de Janeiro, Ed. 34, 1994.

PORTER, Roy (ed.). *A social history of madness.* Londres, Weidenfeld & Nicholson, 1987.

QUÉTEL, Claude. *Le Mal de Naples: histoire de la syphilis.* Paris, Seghers, 1986.

REISER, Stanley J. *Medicine and the reign of technology.* Cambridge, Cambridge University Press, 1978.

ROBERTS, Royston M. *Descobertas acidentais em ciências.* Trad. André O. Mattos. Campinas, Papirus, 1993.

ROBINSON, Victor. *The history of medicine.* Nova York, The New Home Library, 1943.

ROSEN, George. *A history of public health.* Nova York, MD Publications, 1958.

——. *Madness in society.* Nova York, Harper & Row, 1968.

——. *Da polícia médica à medicina social.* Trad. Ângelo Loureiro. Rio de Janeiro, Graal, 1979.

SACKS, Oliver. *O homem que confundiu sua mulher com um chapéu.* Trad. Talita Macedo Rodrigues. Rio de Janeiro, Imago, 1987.

SANTOS FILHO, Lycurgo. *História geral da medicina brasileira* (2 vols.). São Paulo, Hucitec-Edusp, 1991.

SEVCENKO, Nicolau. *A revolta da vacina.* São Paulo, Brasiliense, 1984.

SENDRAIL, Marcel. *Histoire culturelle de la maladie.* Toulouse, Privat, 1980.

SHAW, Bernard. *The doctor's dilemma.* Londres, Penguin, 1982.

SIGERIST, Henry. *Landmarks in the history of public health.* Londres, Oxford University Press, 1956.

——. *The great doctors.* Nova York, Doubleday, 1948.

SNOW, John. *On the mode of transmission of cholera.* Londres, Churchill, 1854.

SONTAG, Susan. *Illness as a metaphor.* Nova York, Vintage Books, 1979.

STYRON, William. *Darkness visible.* Londres, Picador, 1992.

TAMAYO, Ruy Perez. *Enfermedades viejas y enfermedades nuevas.* México, Siglo Veintiuno, 1985.

——. *El concepto de enfermedad: su evolución a través de la historia.* (2 vols.). México, Fondo de Cultura Económica, 1988.

TCHEKOV, Anton. *Um caso de clínica médica.* Trad. Yolanda Vettori. Rio de Janeiro, Pongetti, 1945.

TOLSTOI, Leon. *A morte de Ivan Ilitch.* Trad. Ana Weinberg & Ary de Andrade. Rio de Janeiro, BUP, 1963

TRILLAT, Étienne. *História da histeria.* Trad. Patrícia Porchat. São Paulo, Escuta, 1992.

VERÍSSIMO, Érico. *Olhai os lírios do campo.* Porto Alegre, Globo, 1978. 38ª ed.

WILLIAMS, William C. *The doctor's stories.* NovaYork, New Directions, 1984.

CRÉDITOS DAS ILUSTRAÇÕES

p. 27 - O poder curativo de Jesus não se detinha diante da sepultura, como mostra Rembrandt em *A ressurreição de Lázaro* (*c.* 1630). Coleção Howard Ahmanson, Los Angeles County Museum of Art.

p. 43 - Galeno dissecando um porco, detalhe do frontispício de uma coleção das obras de Galeno publicada em Veneza em 1565. Galeno adquirira a maioria de seus conhecimentos de anatomia por intermédio da dissecação de animais — e não de seres humanos —, o que explica alguns de seus erros. National Library of Medicine, Bethesda.

p. 45 - Gravura no interior do Hôtel-Dieu, Paris, *c.* 1500, mostrando condições de superlotação e familiaridade com a morte, com os cadáveres sendo amortalhados diante dos pacientes. Ms. Ea 17 rés., Bibliothèque Nationale, Paris.

p. 51 - *Cauterização de lesões provocadas por lepra.* De Chirurgia imperiale (Cirurgia imperial), traduzido para o turco de um tratado impresso na Pérsia em *c.* 1300. Bibliothèque Nationale, Paris.

p. 81 - *A lição de anatomia do dr. Tulp*, de Rembrandt (1632), comprova a importância da anatomia no séc. XVII para o ensino da medicina, uma herança da Renascença. Mauritshuis, Haia.

p. 83 - *Transfusão de sangue.* Gravura de Lorbeer-Krantz oder Wundartzney, M. G. Purmann, 1685.

p. 127 - *Vacinando os pobres*, uma gravura em madeira (1873) segundo Solomon Eytinge, Jr., ilustra a noção cada vez mais disseminada de que as iniciativas na área da saúde pública fossem dever do governo. National Library of Medicine, Bethesda.

p. 133 - Quackery ridicularizado em *Tratores metálicos...* (1801), de James Gillray. National Library of Medicine, Bethesda.

p. 187 - *A clínica Agnew* (1889), de Thomas Eakins, reflete o prestígio crescente das escolas de medicina americanas, porém os parâmetros melhorados só se generalizariam transcorridos vinte anos. University of Pennsylvania, School of Medicine, Philadelphia.

p. 219 - Óleo de Dean Cornwell em que aparecem os drs. Jesse Lazear, James Carroll, Carlos Finlay e o major Walter Reed investigando a teoria de transmissão por mosquitos da enfermidade que atingiu Cuba após a Guerra Hispano-americana, Wyeth Laboratories, Philadelphia.

ÍNDICE REMISSIVO